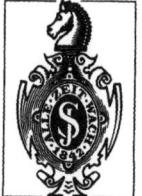

Immunglobulintherapie

Klinische und tierexperimentelle Ergebnisse

Herausgegeben von
H. Deicher und I. Stroehmann

Unter Mitarbeit von
H. Borberg E. Deixler K. H. Duswald D. Gemsa
N. Gruber J. H. Hartlapp H. J. Illiger H. Kastner
B. Kornhuber J. Menzel J. Metz A. W. Mondorf
I. Neu C. E. Pilars de Pilar M. Poppenborg J. Ring
U. Rothfelder R. E. Schmidt W. Stephan G. Stübner
G. Till K.-D. Tympner

Mit einem Geleitwort von H. Schleussner

Mit 55 Abbildun en und 38 Tabellen

Springer-Verlag
Berlin Heidelberg New York 1980

Prof. Dr. med. *Helmuth Deicher*
Medizinische Hochschule Hannover, Department
für Innere Medizin, Abteilung für klinische
Immunologie und Transfusionsmedizin
Karl-Wiechert-Allee 9, 3000 Hannover 61

Prof. Dr. med. *Ingo Stroehmann*
Medizinische Universitätsklinik Bonn,
Immunologischer Arbeitsbereich
Sigmund-Freud-Straße 25, 5300 Bonn 1

ISBN-13:978-3-540-10416-2   e-ISBN-13:978-3-642-67864-6
DOI: 10.1007/978-3-642-67864-6

CIP-Kurztitelaufnahme der Deutschen Bibliothek. Immunglobulintherapie: klin. u. tierexperimentelle Ergebnisse / hrsg. von H. Deicher u. I. Stroehmann. Unter Mitarb. von H. Borberg ... – Berlin, Heidelberg, New York: Springer, 1980.
ISBN-13:978-3-540-10416-2

NE: Deicher, Helmuth [Hrsg.]; Borberg, H. [Mitverf.]

Das Werk ist urheberrechtlich geschützt. Die dadurch begründeten Rechte, insbesondere die der Übersetzung, des Nachdruckes, der Entnahme von Abbildungen, der Funksendung, der Wiedergabe auf photomechanischem oder ähnlichem Wege und der Speicherung in Datenverarbeitungsanlagen bleiben, auch bei nur auszugsweiser Verwertung, vorbehalten. Bei Vervielfältigung für gewerbliche Zwecke ist gemäß § 54 UrhG eine Vergütung an den Verlag zu zahlen, deren Höhe mit dem Verlag zu vereinbaren ist.

© Springer-Verlag Berlin Heidelberg 1980

Die Wiedergabe von Gebrauchsnamen, Handelsnamen, Warenbezeichnungen usw. in diesem Werk berechtigt auch ohne besondere Kennzeichnung nicht zu der Annahme, daß solche Namen im Sinne der Warenzeichen- und Markenschutz-Gesetzgebung als frei zu betrachten wären und daher von jedermann benutzt werden dürften.

2127/3140-543210

Geleitwort

Immunglobuline sind wesentliche Bestandteile unserer körpereigenen Infektionsabwehr. Es gibt offensichtlich sehr viele Fälle, in denen sich der Kranke oder potentiell Gefährdete in einer immunologisch schlechten Situation befindet und daher prophylaktisch oder therapeutisch mit Immunglobulinen behandelt werden muß. Die Immunglobulinsubstitution ist sowohl bei genetisch bedingtem Immunglobulinmangel sowie auch bei immunsuppressiv behandelten Patienten heute allgemein anerkannt. Wir können in Deutschland für uns in Anspruch nehmen, auf diesem Gebiet weltweit einen Vorsprung zu haben.

Mit dem Immunglobulinen sind dem Arzt von den Biochemikern neue und sehr wirkungsvolle Waffen im Kampf gegen Infektionen an die Hand gegeben worden. Alle Immunglobulinpräparate sind mehr oder weniger veränderte Naturstoffe. Ihre Bedeutung ist sicherlich ähnlich zu werten wie die der Antibiotika.

Diese Veranstaltung soll die Diskussion über den therapeutischen Einsatz von Immunglobulinen fördern und die Frage klären, wie ein optimaler Einsatz dieser Präparate möglich ist. Wir sehen uns verpflichtet, Erfolge, Mißerfolge, Zukunftsaspekte und theoretische Grundlagen dieser Präparate ausführlich darzustellen und zu besprechen.

Ich danke allen, die sich für die Vorbereitung und Durchführung dieses Symposiums eingesetzt haben.

H. Schleussner

Vorwort

Für die therapeutische Anwendung beim Menschen steht heute eine ganze Reihe von Immunglobulinpräparationen zur Verfügung. Antitoxinhaltige Seren tierischer Herkunft für die Behandlung bestimmter Infektionskrankheiten sind schon länger bekannt. Aus menschlichen Hyperimmunseren gewonnene Immunglobuline mit erhöhtem Gehalt spezifischer Antikörper sind für die prophylaktische Anwendung entwickelt worden. Die konsequente Gabe polyklonaler Gammaglobuline bei angeborenen Defekten der Antikörperbildung gilt heute als eine klassische Indikation zur Langzeitsubstitution.
Durch die Einführung intravenös verträglicher Präparate in Form von Serumkonserven oder unterschiedlich aufbereiteter isolierter Immunglobulinfraktionen sind von der Herstellerseite die Voraussetzungen für eine breitere Anwendung von Immunglobulinen in Prophylaxe und Therapie geschaffen worden. Das jetzt in Buchform vorliegende, im Mai 1979 mit Unterstützung der Firma Biotest Serum Institut GmbH veranstaltete Symposium hatte nicht zum Ziel, Bekanntes auf dem Gebiet der Immunglobulinanwendung zu rekapitulieren. Vielmehr sollten auf der Basis einer Reihe von Beiträgen über die heutige Kenntnis der Rolle von Immunglobulinen bei der Abwehr von Infektionen neue Indikationen für den prophylaktischen und – vor allem – therapeutischen Einsatz von aus Normalserumpools gewonnenen Immunglobulinpräparaten in der Klinik referiert und kritisch diskutiert werden.
Dem klinisch tätigen Arzt begegnen heute in zunehmendem Maße erworbene Immundefekte, so bei vielen malignen hämatologischen Systemerkrankungen, im Gefolge größerer chirurgischer Eingriffe oder auch als Nebenwirkung einer intensiven Chemotherapie bei Tumorpatienten. Andere mögliche Indikationen der Anwendung von Immunglobulinen sind schwere Infektionen, insbesondere mit sog. Problemkeimen, oder die prophylaktische

Gabe bei Patienten mit erhöhtem Infektionsrisiko. Eine Reihe klinischer Studien bei verschiedenen Indikationen in Chirurgie, innerer Medizin und Neurologie wird in diesem Band vorgestellt. Sie zeigen neue Anwendungsmöglichkeiten der Immunglobulintherapie auf, insbesondere auch unter dem Aspekt des Zusammenwirkens verschiedener Abwehrfunktionen und der in jüngster Zeit wieder betonten synergistischen Wirkung von Immunglobulinen und Antibiotika. Viele wichtige Fragen wie z. B. der Dosierung, des optimalen Zeitpunkts der Gabe, der Einzel- oder Mehrfachanwendung sind noch umstritten, manche Indikationen werden sich erst in größeren prospektiven Studien bewähren müssen. So stellt der Band den gegenwärtigen Stand der Diskussion zum Thema „Immunglobulintherapie" dar. Der Leser wird, wie die Herausgeber hoffen, darin einerseits Anregungen für eigenes therapeutisches Handeln finden, andererseits sich der Notwendigkeit kritischer Abwägung des bisher Erarbeiteten bewußt bleiben.

Hannover/Bonn im November 1980   *H. Deicher*
                                          I. Stroehmann

Inhaltsverzeichnis

I. Stroehmann und R. E. Schmidt:
Grundlagen der humoralen und zellulären Immunität in der
Therapie mit Immunglobulinen 1

J. Menzel, D. Gemsa und G. Till:
Die Rolle des Komplementsystems bei der Opsonisierung,
Phagozytose und Abtötung pathogener Keime 12

G. Stübner:
Einfluß von Immunglobulinpräparaten auf das Wachstum
gramnegativer Bakterien in vitro 22

C. E. Pilars de Pilar, E. Deixler, N. Gruber und H. Kastner:
Einfluß von Serumkonserven auf die Serum- und
Blutbakterizidie 30

W. Stephan:
Intravenöse Immunglobuline, proteinchemische und
immunbiologische Charakterisierung der verschiedenen
Präparattypen 43

K.-D. Tympner:
Die Opsonierung als Kriterium der Immunglobulin-G-
Wirkung 52

A. W. Mondorf:
Immunglobulintherapie von Herpes-simplex und
Zosterinfektionen bei Tumorpatienten 59

J. Metz und M. Poppenborg:

Immunglobulintherapie bei Zosterinfektionen 66

U. Rothfelder und I. Neu:

Die Anwendung von Intraglobin bei multipler Sklerose (MS)
Vorläufiges Ergebnis nach einjähriger Behandlungszeit . . 69

H. Borberg:

Klinische Erfahrungen mit Granulozytentransfusionen . . . 76

J. Ring und K. H. Duswald:

Elimination und Organverteilung von intravenös
verabreichtem Immunglobulin und Immunglobulinfragmenten 86

I. Neu:

Therapie infektiös entzündlicher Erkrankungen des
Zentralnervensystems mit intravenös und intrathekal
applizierten Immunglobulinen (Ig) 100

B. Kornhuber:

Einsatz von Immunglobulinen zur unterstützenden
Behandlung bei der zytostatischen Leukämietherapie . . . 110

*R. E. Schmidt, I. Stroehmann, J. H. Hartlapp und
H. J. Illiger:*

Wert der prophylaktischen Gabe von Immunglobulin bei
aggressiver Chemotherapie 116

K. H. Duswald und J. Ring:

Immunglobuline zur Frühtherapie von postoperativen
Infektionen bei Risikopatienten
Ergebnisse einer kontrollierten Studie 126

Sachverzeichnis 137

Mitarbeiterverzeichnis

Dr. H. Borberg, Medizinische Universitätsklinik, Labor für Tumor-Immunologie, Joseph-Stelzmann-Straße 9, 5000 Köln 41 (Lindenthal)

E. Deixler, Kinderpoliklinik, Ludwig-Maximilians-Universität München, Pettenkoferstraße 8a, 8000 München 2

Dr. K. H. Duswald, Chirurgische Klinik der Ludwig-Maximilians-Universität München, Nußbaumstraße 20, 8000 München 2

PD Dr. D. Gemsa, Institut für Immunologie und Serologie der Universität Heidelberg, Im Neuenheimer Feld 305, 6900 Heidelberg

N. Gruber, Kinderpoliklinik, Ludwig-Maximilians-Universität München, Pettenkoferstraße 8a, 8000 München 2

Dr. J. H. Hartlapp, Medizinische Universitätsklinik Bonn, Klinisch-Immunologischer Arbeitsbereich, 5300 Bonn-Venusberg

Dr. H. J. Illiger, Medizinische Universitätsklinik Bonn, Klinisch-Immunologischer Arbeitsbereich, 5300 Bonn-Venusberg

H. Kastner, Kinderpoliklinik, Ludwig-Maximilians-Universität München, Pettenkoferstraße 8a, 8000 München 2

Dr. B. Kornhuber, Kinderklinik, Universität Frankfurt, Theodor-Stern-Kai 7, 6000 Frankfurt 70

PD Dr. J. Menzel, Fachklinik Königstuhl, LVA Baden, 6900 Heidelberg

Prof. Dr. J. Metz, Klinik und Poliklinik für Haut- und Geschlechtskrankheiten, Universität Würzburg, Josef-Schneider-Straße 2, 8700 Würzburg

Prof. Dr. A. W. Mondorf, Zentrum der Inneren Medizin der Johann-Wolfgang-Goethe Universität, Theodor-Stern-Kai 7, 6000 Frankfurt 70

Dr. I. Neu, Neurologische Klinik und Poliklinik, Ludwig-Maximilians-Universität München, Klinikum Großhadern, Marchioninistraße 15, 8000 München 70

Dr. C. E. Pilars de Pilar, Kinderpoliklinik, Ludwig-Maximilians-Universität München, Pettenkoferstraße 8a, 8000 München 2

Frau Dr. M. Poppenborg, Klinik und Poliklinik für Haut- und Geschlechtskrankheiten, Universität Würzburg, Josef-Schneider-Straße 2, 8700 Würzburg

PD Dr. J. Ring, Dermatologische Klinik und Poliklinik, Ludwig-Maximilians-Universität München, Frauenlobstraße 9–11, 8000 München 2

Dr. U. Rothfelder, Bezirkskrankenhaus Haar, Fockestraße 72, 8013 Haar

Dr. R. E. Schmidt, Medizinische Universitätsklinik Bonn, Klinisch-Immunologischer Arbeitsbereich, 5300 Bonn-Venusberg

Dr. W. Stephan, Forschungsabteilung, Biotest-Serum-Institut GmbH, Flughafenstraße 4, 6000 Frankfurt 73

Dr. G. Stübner, Bakteriologisch-Serologisches Institut, Allgemeines Krankenhaus St. Georg, Lohmühlenstraße 5, 2000 Hamburg 1

PD Dr. G. Till, Institut für Immunologie und Serologie der Universität Heidelberg, Im Neuenheimer Feld 305, 6900 Heidelberg

Prof. Dr. K.-D. Tympner, Chefarzt der Kinderklinik, Städtisches Krankenhaus Harlaching, Sanatoriumsplatz 2, 8000 München 90

Grundlagen der humoralen und zellulären Immunität in der Therapie mit Immunglobulinen

I. Stroehmann und R. E. Schmidt

Die immunologische Grundlage der Therapie mit Immunglobulinen erscheint bei oberflächlicher Betrachtung eigentlich keine tiefsinnigen Ausführungen erforderlich zu machen: wir können im Patienten einen meßbaren Faktor, die Immunglobuline (Ig), bestimmen, und wenn er vermindert ist, durch parenterale Zufuhr substituieren. Wie gesagt, diese Betrachtung ist oberflächlich, einmal, weil außer acht gelassen wird, daß das Immunsystem funktionell ein einheitliches Ganzes darstellt, also Antikörper nicht allein diskutiert werden sollten, zum anderen aber mit der Bestimmung der einzelnen Antikörperklassen oder -subklassen nichts über die Situation des im Krankheitsbild aktiven spezifischen Antikörpers gemessen wird. Es erscheint daher wichtig, selbst bei Substitution eines kleinen Teils des Immunsystems immer den ganzen Regulationsmechanismus zu betrachten und zu untersuchen.

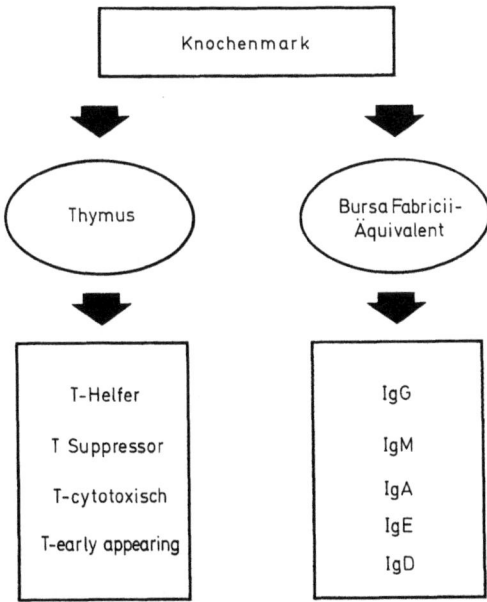

Abb. 1. Differenzierung der immunkompetenten Zellen

Am Anfang meiner Ausführungen möchte ich Ihnen zunächst die funktionell bedeutsamsten Teile des Immunsystems vorstellen, ihre Kooperation erläutern und den Versuch machen, Ihnen eine Regulationstheorie zu verdeutlichen. Als Ursprungsort aller immunkompetenten Zellen muß das Knochenmark angesehen werden (Abb. 1). Die in ihm entstandenen lymphozytären Stammzellen wandern in den Thymus und in – beim Menschen müßte man sagen – das Bursa-Fabricii-Äquivalent. Die im Thymus ausdifferenzierten Lymphozyten nennt man T-Zellen, die anderen B-Zellen. Es gibt Oberflächenmarker, die eindeutig die Unterschiede beweisen. Nehmen wir eine B-Zelle, so haben wir nach antigener Stimulation eine Differenzierung in eine Plasmazelle zu erwarten. Diese Plasmazelle produziert nach Stimulation Antikörper, deren einzelne Klassen als IgG, IgM, IgA, IgE und IgD bezeichnet werden. Auf die Funktion der Antikörper wird später eingegangen. Die durch den Thymus geprägte T-Zelle differenziert sich wenigstens in vier Subpopulationen von peripher und zentral wirksamen Zellen. Diese vier Subpopulationen sind nicht nur, wie zunächst nachgewiesen wurde, in der Maus vorhanden. Es gibt sicherlich Bedenken gegen eine Übertragung vom Mausmodell auf den Menschen, aber einige Befunde in Humanuntersuchungen zeigen doch, daß weitgehende Übereinstimmungen existieren. Als Beispiel möchte ich anführen, daß es beim Menschen nicht nur Beweise für T-Zellsubpopulationen gibt, sondern auch einen Antikörper gegen T-Suppressorzellen, der vom Menschen selbst hergestellt wird. Dieser kann im Serum von Patienten mit juveniler rheumatoider Arthritis und systemischem Lupus erythematodes nachgewiesen werden [9].
Die Funktionen dieser T-Zellsubpopulationen sollen im Folgenden erläutert werden. Die Kooperation von T- und B-Zellen ist in Abb. 2 schematisch dargestellt. Im oberen Bildteil ist ein antigenes Substrat markiert mit zwei verschiedenen antigenen Determinanten, um klar zu machen, daß natürlich die Konformation von Rezeptor der immunkompetenten Zellen einerseits und die Konformation der antigenen Oberfläche andererseits das entscheidende Signal ist, welches zum Kontakt und damit zur Auslösung der Proliferation führt. Eine T-Helferzelle kommt mit dem antigenen Substrat in Kontakt. Diese Helferzelle kann entweder selbst als Effektorzelle tätig werden, indem sie eben einfach aus dem Klon heraus proliferiert (Abb. 2 linke Hälfte). Die andere Möglichkeit besteht darin, daß eine B-Zelle in irgendeiner Form eine Antwort gibt. Diese ist, das ist auch für den Menschen inzwischen akzeptiert, überraschenderweise auch T-Zell-abhängig, mindestens was die IgG-Produktion betrifft [8]. Diese Abhängigkeit der IgG-Antwort von der T-Helferzelle besteht darin, daß eine B-Zelle praktisch zwei Signale zur Proliferation und Produktion von Immunglobulinen, also Antikörpern, benötigt. Einmal kommt sie selbst mit dem Antigen in Kontakt, was dazu führt, daß auf uns bisher nicht bekannten Wegen ein Proliferationssignal ins Innere abläuft. Zweitens muß sie gleichzeitig mit einem sog. Helferfaktor, der von der T-Zelle gebildet wird, in Kontakt

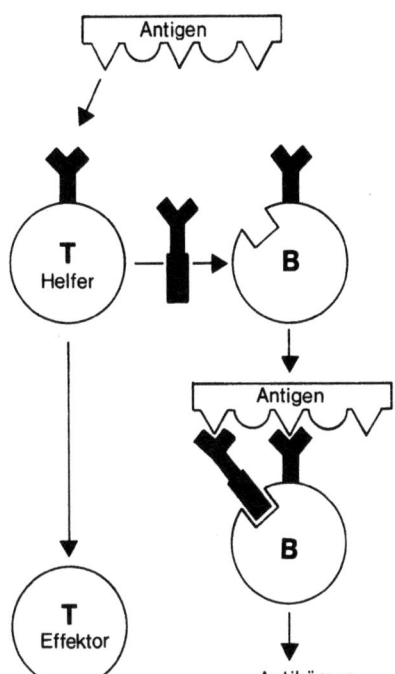

Abb. 2. Modell der Kooperation von T- und B-Zellen. Zwei Möglichkeiten der Immunreaktion sind dargestellt. *Links:* Bildung von T-Effektorzellen nach antigener Stimulation; *rechts:* Antikörperproduktion der B-Zelle nach Inkorporation des T-Helferfaktors *(Bildmitte)*

geraten [8]. Das ist dann das zweite Signal, woraufhin die B-Zelle das produziert, was wir als Antikörper bezeichnen. Diese Notwendigkeit des zweiten Signals macht die B-Zelle von der Bereitstellung des Helferfaktors abhängig. Als weitere Subpopulation in der Kooperation von T- und B-Zellen sind die T-Suppressorzellen zu nennen. Eine vereinfachte Darstellung dieser T-Suppressorzellen ist in Abb. 3 gegeben. Unter bestimmten Bedingungen stimuliert das Antigen nicht nur T-Helferzellen, sondern vor allem T-Suppressorzellen, die in der Lage sind, über einen Faktor oder direkt die T-Helferzellen zu inhibieren [11]. Diese Inhibition bedeutet damit Inaktivierung der T-Helferzelle, das Antigen wird von der Helferzelle nicht gebunden, es befindet sich frei im Organismus; das müßte man als Toleranz bezeichnen.

Eine weitere wichtige T-Zellsubpopulation ist die zytotoxische T-Zelle. Diese Zelle ist insbesondere für die Virusinfektabwehr notwendig. Sie dient dazu, daß wir die Modifikationen von uns selbst – das ist im Grunde genommen das Substrat dessen, was ein Virus in unseren Körperzellen induziert – vernichten können. Dazu müssen wir eine Zelle haben, die erstens uns selbst und zweitens auch die Modifikation einer Eigensubstanz erkennt [12]. Nach Zinkernagels Modell [12] spricht alles dafür, daß es sich dabei zunächst um unser eigenes HL-A-System handelt, also das Histokompatibilitätssystem. Innerhalb dieses

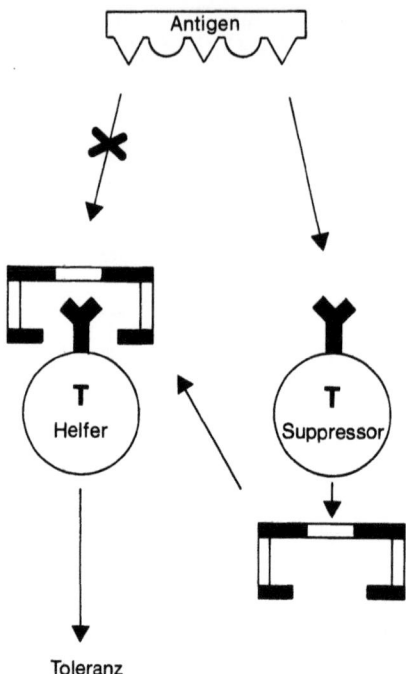

Toleranz

Abb. 3. T-Suppressorzell Wirkung auf den Immunprozeß durch Bildung des T-Suppresorfaktors

Histokompatibilitätssystems, das ja auf allen Zellen exprimiert ist, kann es zu Modifikationen durch Viren auf der Zelloberfläche kommen. Dieses „modified self" führt dann zum Angriff der zytotoxischen T-Zellen auf diese modifizierten Zellen und zu ihrer Vernichtung.

Zusammenfassend können wir das ganze Helfer- und Suppressorsystem als System von Plus- und Minuseffekten [10] betrachten (Tabelle 1).

Hierzu einige Beispiele: Sind weder Helfer- noch Suppressorzellen vorhanden,

Tabelle 1. Einfluß von T-Helfer- und T-Suppressoraktivität auf die Reaktion des Immunsystems

T-Helferzelle	T-Suppressorzelle	Wirkung im Immunsystem
∅	∅	„Jungfräulicher" Status
+	∅	Immunreaktion
+	+	Toleranz
∅	+	Kontraimmunität

∅ = nicht vorhanden; + = vorhanden

dann wäre ein sogenannter jungfräulicher Status zu erwarten. Das nennt man in der Biologie eine fehlende Primärsensibilisierung, wenn also die Klone zuvor in keiner Weise mit dem Antigen in Berührung kamen. Wenn nur eine T-Helferantwort gegen ein Antigen vorhanden ist, müßte man von der klassischen Immunreaktion ausgehen. Wenn gleichzeitig eine Helfer- und eine Suppressorantwort initiiert worden ist, liegt eine Toleranzsituation vor. Dies ist eine aktive Toleranzsituation, nicht eine Auslöschung eines bestimmten Klons. Wir können heute formulieren, daß das weitgehend auch für alle Autotoleranzvorgänge gilt, d. h., wir erkennen uns selbst wohl und wir würden, wenn wir eine Zellseparation an unseren T-Zellen vornehmen würden, auch gegen uns selbst aggressiv sein. Allein die Tatsache, daß wir beide Populationen – Helfer und Suppressor – haben, neutralisiert die Immunantwort gegen uns selbst. Dadurch kommt eine Autotoleranz zustande; bei immunologisch aktiven Tumoren mit progendientem Wachstum würde es sich ebenfalls um eine solche Situation handeln. Weiterhin wären hierzu auch die Phänomene der Transplantattoleranz zu zählen. Nehmen wir an, wir haben einen Toleranzverlust durch eine verminderte T-Suppressorzellaktivität, wie ich sie vorhin an der juvenilen rheumatoiden Arthritis geschildert habe, dann resultiert daraus eine Autoaggression. Das gilt inzwischen auch beim Menschen, obwohl es im wesentlichen in-vitro-Versuche sind, die als Beweis zitiert werden können. Sicherlich gilt auch für den systemischen Lupus erythematodes, daß es dort zu einem Toleranzverlust und zu einer verminderten T-Suppressorzellaktivität gekommen ist [4]. Ein Tumor in der Abstoßung wäre im Prinzip das gleiche. Wenn es eine Spontanabstoßung bei Tumoren gäbe und wenn diese vom Immunsystem hervorgerufen wäre, dann natürlich am ehesten über diesen Me-

Tabelle 2. Immunglobulinklassen des Menschen, ihre biologische Funktion, Veränderung bei Erkrankung sowie ihr physikalischer Zustand im Serum

Klasse	Funktion	Krankheit	Vorliegen im Serum
IgM	Früh auftretendes Ig mit hoher Bindungsfähigkeit	Akute Entzündung	Pentamer
IgG	Hochspezifisches Ig	Chronische Entzündung	Monomer
IgA	Sekretorisches Ig	Schleimhautentzündung	Meist als Dimer
IgE	Homozytroper Antikörper	Allergie	Meist als Dimer

chanismus. Auch das völlige Fehlen von T-Helferzellen bei vorhandenen T-Suppressorzellen wäre theoretisch denkbar. Dann wäre mit einer reinen „negativen" Immunreaktion zu rechnen (etwa überaus starkes Tumorwachstum?). Hoffman [3] hat für dieses System den Begriff der Kontraimmunität geprägt. Dieses Wechselspiel von Helfer- und Suppressorzellen ist die Basis dessen, was wir heute als Funktion des Immunsystems kennen, wenn auch verschiedene Dinge dabei vielleicht gerade für den Menschen noch anfechtbar sind. Ich glaube dennoch, daß man auf dieser Basis weiter diskutieren sollte.

In Tabelle 2 sind noch einmal die wesentlichsten Antikörperfunktionen dargestellt. Es sind zunächst einmal IgM und IgG zu nennen. IgM wird als das Immunglobulin der ersten Stunde bezeichnet, als Pentamer besitzt es trotz relativ schlechter Spezifität gegenüber einem Antigen eine hohe Affinität. Es läßt sich messen, daß nach einer Sensibilisierung am Anfang der Immunantwort immer IgM produziert wird. Wenn man erneut mit dem gleichen Antigen sensibilisiert, ist die IgM-Produktion deutlich schwächer. Jede weitere folgende Sensibilisierung führt zu einer immer geringeren IgM-Produktion. Umgekehrt ist im Rahmen einer solchen Sensibilisierung die Produktion von IgG zu sehen, sie setzt zwar später ein, nimmt mit jeder Sensibilisierung jedoch zu. Das IgG ist also typisch für Immunprozesse, die eine eher chronische Stimulation voraussetzen. Es läßt sich regelrecht boostern, indem man seinen Titer durch eine immer wieder erfolgende Sensibilisierung erhöht. Es gibt einige Virusinfekte beim Menschen, bei denen dieses Wechselspiel von IgM und IgG recht gut nachgewiesen werden kann, z. B. bei Röteln. Das IgA ist das Schleimhautimmunglobulinmolekül. Da in der Schleimhaut andere Lösungsvoraussetzungen vorliegen, muß an das reine Proteinmolekül ein Karbohydratmolekül angehängt werden, damit das Gesamtmolekül im Schleim löslich wird. Das IgE ist das Immunglobulinmolekül, das für die allergischen Reaktionen verantwortlich ist. IgE ist mit seinem Fc-Ende auf Mastzellen fixiert. Mastzellen kommen in der Haut und Schleimhaut vor. IgE verhindert den Durchtritt von Fremdantigensubstanzen über Haut und Schleimhäute in den Körper. Das läßt sich sehr schön beweisen, indem man zeigt, daß Individuen mit absolutem IgE-Mangel in der Lage sind, Fremdalbumin enteral zu resorbieren. Es ist offensichtlich, daß eine solche Resorption und damit der Zutritt von größeren Mengen vom Fremdmaterial biologisch verhindert werden muß. Etwas problematisch ist beim IgE immer noch der Zusammenhang mit der Allergie. Die IgE-Moleküle sitzen mit ihren Fc-Teilen auf den Mastzellen, während ihr Bindungsende selbst frei ist (Abb. 4). Wenn nun ein antigenes Substrat bindet, dann kommt es zu einem Signal in das Innere der Mastzelle. Diese degranuliert und setzt Histamin und die sog. slow reacting substance A (SRS-A) frei. A steht für Anaphylaxie. Die Reaktion auf die Freisetzung dieser Substanzen ist dann das, was man klinisch als Allergie wahrnimmt. Notwendig scheint ein starker Besatz der Mastzellen mit IgE zu sein, so daß ein Antigen = Allergen zwei Moleküle

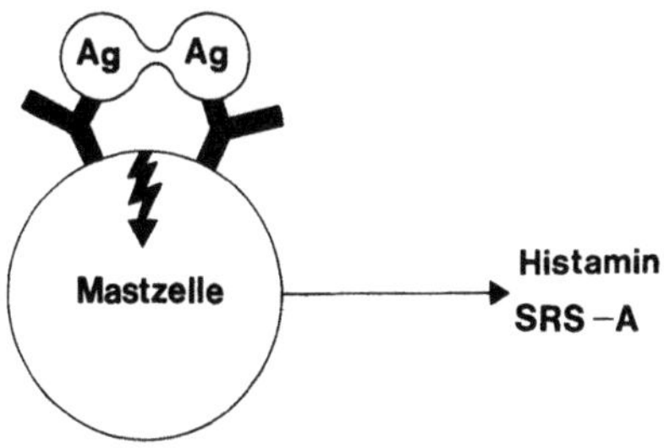

Abb. 4. Die Überbrückung von zwei auf einer Mastzelle über das Fc-Fragment fixierten IgE-Molekülen durch ein Antigen *(obere Hälfte)*. Dadurch Histaminfreisetzung aus der Mastzelle

IgG überbrücken kann. Das bedeutet aber, daß mehr als normal im Serum IgE-Moleküle zur Verfügung stehen müssen, was in erhöhten Serum-IgE-Spiegeln des Allergikers seinen Ausdruck findet. Eine Frage, die immer wieder gestellt wird, lautet: wenn IgE so wichtig ist, warum liegt es dann nur in einer so geringen Konzentration im Serum vor? Diese Frage ist leicht zu beantworten. IgE kann auf diese Mastzellen als Verstärker zurückgreifen, es muß nicht im Serum nachweisbar sein, denn es soll ja nur an diesen Mastzellen wirksam werden. Aus diesen Gründen ist auch keine hohe Serumkonzentration erforderlich. Die Funktion des IgD ist uns noch völlig unklar. Wir wissen nur, daß bei praktisch jeder B-Zelle ab einem bestimmten Stadium IgD auf der Oberfläche nachweisbar ist. Damit sind unsere Kenntnisse über diese Antikörperklasse auch schon erschöpft. Möglicherweise besitzt das IgD im wesentlichen Steuerungs- und Rezeptorfunktionen.

Als nächstes sollen die Antigen-Antikörper-Komplexe besprochen werden. Wir wissen, daß auf den B-Zellen Fc-Rezeptoren existieren, und daß darüber Immunglobuline an B-Zellen binden können. Es wurde immer abgelehnt, daß auch T-Zellen in der Lage wären, Immunglobuline zu binden. Eines hat sich jedoch herausgestellt: die Immunkomplexe können sie auf jeden Fall binden. Als Überraschung ist dabei nachgewiesen worden, daß T-Helferzellen in der Lage sind, Antigen-IgM-Komplex zu binden. Diese Bindung stimuliert die T-Helferzellen zur Proliferation [7]. Ebenso wurde nachgewiesen, daß Antigen-IgG-Komplexe in der Lage sind, sich an T-Suppressorzellen zu binden [7] und auch diese zur Proliferation anzuregen (Abb. 5). Mit Hilfe dieses Phänomens ist in der nahen Vergangenheit der Versuch gemacht worden, menschliche T-Zellsubpopulationen zu trennen, indem man Schaferythrozyten mit gegen sie gerichteten Antikörpern vom IgG- oder IgM-Typ besetzt und dann diese Erythrozyten mit T-Zellen rosettiert hat. Diese Bindung läßt sich inzwischen auch für einige andere Antigensysteme nachweisen. Damit ist klar gezeigt, daß der Immunkomplex in der Lage ist, eine Immunantwort zu modulieren. Man könnte sagen, daß der Antikörper die Kooperation von T- und B-Zellen steuert. In der ersten Phase erfolgt die antigene Stimulation, damit die IgM-Produktion und die durch IgM-Antigenkomplexe einsetzenden Proliferationssi-

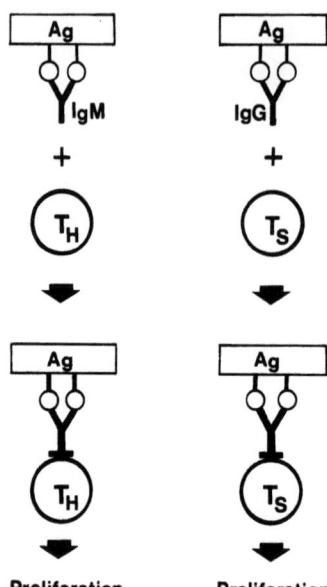

Abb. 5. Immunkomplexwirkung auf T-Zellsubpopulationen

gnale für T-Helferzellen. Das wäre der Beginn eines Immunprozesses. Es ist verständlich, daß am Beginn einer solchen Immunantwort natürlich eine Helferzellantwort stehen muß und ein vermehrter Helferzell-Turn-over. Anschließend kommt es zunehmend zu einer IgG-Produktion. Diese ist natürlich zunächst noch relativ gering, d. h., das Antigen ist nach wie vor im Überschuß. Solange das Antigen in diesem Überschuß vorliegt, muß ja auch eine starke Immunantwort vorhanden sein zur Elimination des antigenen Fremdmaterials. Während dieser Zeit wird es also nicht zu konstanten Immunkomplexen vom Typ IgG-Antigen kommen. Nun wird zunehmend mehr IgG produziert; das bedeutet, daß gleichzeitig Antigen eliminiert wird. Durch die Elimination des Antigens ist der Grund für die Immunantwort weitgehend beseitigt und der Erfolg ist eben der, daß in dieser dritten Phase einer solchen Komplexsteuerung kaum eine IgM-Produktion festzustellen ist, wohingegen eine starke IgG-Produktion einsetzt und die Bildung von IgG-Antigenkomplexen. Durch den jetzt entstandenen Überschuß an IgG erhalten die T-Suppressorzellen ein Proliferationssignal. Was die T-Suppressorzellen bewirken – den turn off der Immunreaktion – das wissen wir. Einen solchen Regelmechanismus könnte man als normales Modell für alle Antigene ansehen, auch wenn es noch nicht bewiesen ist. Das wäre sozusagen ein Modell, welches zeigt, wie ein Antikörper durchaus in der Lage ist, das Immunsystem, also auch die T-Zellen, zentral zu modulieren.

Die andere Möglichkeit ist die einer idiotypischen Steuerung. Was uns am Antikörpermolekül in diesem Zusammenhang interessiert, ist nur die sogenannte hypervariable Region, die wir als Idiotyp bezeichnen. Der Idiotyp ist also im Grunde genommen die spezifische biochemische Konfiguration eines Antikörpers an der antigenen Bindungsstelle. Nun verhält es sich aber so, daß eine Bindungsstelle so viele verschiedene Konfigurationen hat, daß ein einziger Antikörper durchaus mehrere Idiotypen besitzen kann. Es ist vorstellbar, daß jeder Idiotyp in einem Organismus letztlich einen Antiidiotyp hervorrufen muß, und zwar deswegen, weil der Idiotyp selbst in diesem Organismus ja bisher noch nie gesehen wurde, wenn es sich um einen jungfräulichen Klon handelt. Wenn ein Organismus z. B. noch nie Masern gesehen hat, dann produziert er ja auch nicht seinen eigenen Idiotypen oder seine eigene Bindungstelle des Antikörpers. Wenn es jetzt zur Maserninfektion kommt, steigt auch die Konzentration des Idiotyps an. Auch dieser tritt jetzt vermehrt auf. Er wirkt als ein neues Antigen, und das wird letztlich natürlich auch mit einer Immunreaktion beantwortet. Den daraus resultierenden Antikörper, der sich gegen die Bindungstelle des Masernantikörpers in unserem Beispiel richtet, nennt man einen Antiidiotypen. Man kann sich jetzt leicht vorstellen, daß auf diese Weise immer wieder neue Idiotypen produziert werden, denn der Antiidiotyp wäre ja selbst wieder immunogen und würde einen Anti-Antiidiotyp hervorrufen. Wir stellen uns die Evolution des Immunsystems im Sinne einer somatisch-genetischen Generierung so vor, daß über diese Idiotyp-Antiidiotyp-Steuerung immer wieder neue Klone hervorgerufen werden müssen. Dies ist eine Art Schneeballsystem, von Jerne als „network regulation" bezeichnet [5, 6], welches zum einen garantiert, daß nahezu jede antigene Konformation tatsächlich im Organismus einen entsprechenden konfigurierten Rezeptor eines Lymphozytenklons findet und zum anderen keimgenetisches Material spart, da ja zum Auslösen eines solchen Systems nur wenige Idiotypen erforderlich sind. Tatsächlich gibt es in vielen Tierspezies Beweise für das Vorliegen solcher Keimgene, die die hypervariable Region des Immunglobulinmoleküls kodieren [1]. Wenn man die Sequenz einer kettenreaktionsähnlichen Idiotyp-Antiidiotyp-Produktion schematisiert (Abb. 6) und die möglichen Kopplungen der einzelnen Reaktionsprodukte durchrechnet, so ergeben sich drei wesentliche Reaktionsfolgen:

1. Ein Antigen X tritt in niedriger Konzentration auf. Der gebildete Antikörper ist ebenfalls in niedriger Konzentration vorhanden, aber als Idiotyp (α-x) selbst immunogen, er provoziert die Bildung eines Anti-Idiotypen (α-αx). α-αx und α-x sind gegeneinander gerichtet, X bleibt als Reaktionsteilnehmer frei, d. h. es besteht eine Toleranzsituation für X.

2. Antigen X tritt in einer mittleren Konzentration auf, dadurch wird soviel α-αx produziert, daß dieses noch immunogen wirkt und die Bildung von α-$\alpha\alpha$x

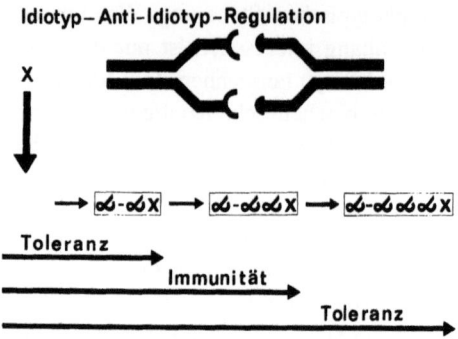

Abb. 6. Modell der Idiotyp-Antiidiotyp-Regulation. X = antigene Determinante, α = anti

provoziert, jetzt bindet $\alpha\text{-}\alpha\alpha x$ das für es antigen wirkende $\alpha\text{-}\alpha x$, damit bleibt $\alpha\text{-}x$ frei, kann X binden und damit das Antigen eliminieren, es läuft also eine Immunreaktion ab.

3. Antigen X wird so hoch konzentriert in den Organismus eingeschleust, daß die Reaktionskette bis zu $\alpha\text{-}\alpha\alpha\alpha x$ abläuft. $\alpha\text{-}\alpha\alpha\alpha x$ bindet $\alpha\text{-}\alpha\alpha x$, darauf bindet αx das das $\alpha\text{-}X$ und wieder bleibt X frei, d. h. es besteht erneut eine Toleranz.

Kann man eine solche Hypothese mit experimentellen Daten untermauern? Zunächst kann man tatsächlich Antiidiotypen in vivo finden, sodann kann man auch mit Antiidiotypen *ohne* Antigen ein Immunsystem manipulieren [2], und schließlich gibt es tatsächlich für spezifische Antigene drei Möglichkeiten einer Immunreaktion je nach Dosis der applizierten Antigenmenge: Niedrigzonentoleranz, Immunreaktion und Hochzonentoleranz [12]. Wenn diese Hinweise sich verdichten, so wäre dann auch denkbar, daß künstlich zugeführte Idiotypen, sprich applizierte Antikörper, als Induktoren einer Verschiebung dieser Idiotyp-Antiidiotyp Reaktionskette wirken.

Wie man sieht, kann mit extern produzierten Immunglobulinen ein individuelles Immunsystem durchaus mehr manipuliert werden, als es zunächst auf der Basis der untergeordneten Funktion der B-Zelle erscheint. Das bedeutet aber auch, daß wir mit einer solchen Zufuhr vielleicht mehr erreichen als nur einfache Bindung von appliziertem Immunglobulin an das zu eliminierende Antigen, und dieses Mehr kann für die weitere Funktion des patienteneigenen Immunsystems positive, aber auch negative Folgen haben.

Literatur

1. Braun DG, Jaton JC (1974) Curr Top Microbiol Immunol 66:29
2. Eichmann K, Rajewsky K (1975) Europ J Immunol 5:661
3. Hoffmann G (1978) In: Bell GI, Perelson AS, Pimbley GH, Dekker M (eds) Theoretical immunology. Academic Press, New York
4. Horowitz DA, Garrett MA (1977) Clin Exp Immunol 27:92
5. Jerne NK (1971) Ann Immunol 125:373
6. Jerne NK (1976) In: Melchers F, Rajewsky K (eds) The immune system. Springer, Berlin Heidelberg New York, p 259
7. Moretta L, Webb SR, Grossi CE, Lydyard PM, Cooper MD (1977) J Exp Med 146:184
8. Munro AJ, Taussig MJ, Campbell R, Williams H, Lawson Y (1977) J Exp Med 140:1579
9. Strelkauskas AJ, Callery RT, McDowell J, Borel Y, Schlossmann SF (1978) Proc Natl Acad Sci USA 75:5150
10. Stroehmann I (1978) Med Welt 29:1601
11. Tada T, Taniguchi M, Davis CS (1977) Cold Spring Harbor Symp Quant Biol 41:119
12. Weigle WO (1976) In: Miescher PA, Müller-Eberhard HJ (eds) Textbook of immunopathology, vol 1. Grune & Stratton, New York, p 81
13. Zinkernagel RM (1979) Transplant Proc 11:624

Die Rolle des Komplementsystems bei der Opsonisierung, Phagozytose und Abtötung pathogener Keime

J. Menzel, D. Gemsa und G. Till

Das Komplement wurde vor nahezu 100 Jahren aufgrund seiner bakteriziden Eigenschaft entdeckt. Diese Fähigkeit war in frischem Serum gut ausgeprägt, nahm aber mit Alterung des Serums oder auch nach dessen Erhitzung auf 56° C ab. Da für die Effizienz der Bakterientötung auch ein hitzestabiler Faktor erforderlich war, nannte man den hitzelabilen Faktor, der die besagte Reaktion komplementierte, Komplement. Inzwischen hat sich erwiesen, daß der hitzestabile Faktor den Antikörper repräsentiert, der zuerst mit dem spezifischen Antigen (Bakterium) reagieren muß, damit das Komplement aktiviert werden kann. Statt vom Komplement sprechen wir heute vom Komplementssystem, da es sich gezeigt hat, daß es aus mehr als neun Komponenten besteht. Die Reaktionssequenz des Komplementsystems wurde mittlerweile aufgeklärt und es ließen sich ihm eine Vielzahl wichtiger biologischer Funktionen zuordnen, die weit über die anfangs beobachtete bakterizide Wirkung hinausgehen [3, 5].

Komplementreaktion

Zum besseren Verständnis der hier zu besprechenden Rolle des Komplementsystems bei der Opsonisierung, Phagozytose und Abtötung pathogener Keime in vitro sollen zunächst die Aktivierungsmechanismen und die biochemische Reaktion dieses Systems skizziert werden. Die Komplexität des Komplementsystems läßt sich auf drei unterschiedliche Funktionen reduzieren:
1. Die Erkennungs- und Aktivierungsfunktion des klassischen Weges, die durch die erste Komplementkomponente C1 vermittelt wird.
2. Die C3- und C5 Spaltungsfunktionen, die durch enzymatische Aktivitäten des klassischen und des alternativen Aktivierungsweges vermittelt werden.
3. Die Membranangriffsfunktion, für welche die Komplementkomponenten C5–C9 notwendig sind. Eine vereinfachte schematische Darstellung der Komplementreaktion ist in Abb. 1 wiedergegeben.

Betrachten wir zunächst den *klassischen Aktivierungsweg*. Wie bereits gesagt, kommt der ersten Komplementkomponente eine Erkennungs- und Aktivierungsfunktion zu. C1 kann an Immunkomplexe bzw. antikörperbeladene Bak-

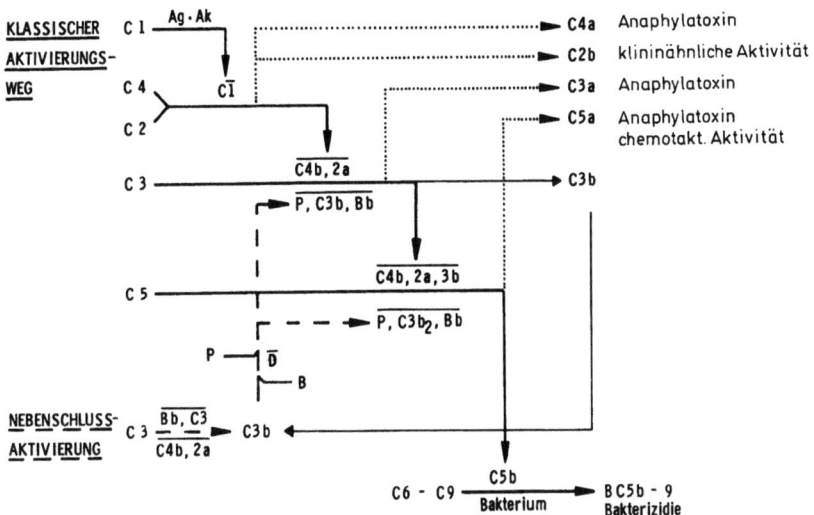

Abb. 1. Schematische Darstellung der beiden Aktivierungswege des Komplementsystems

terien binden und erlangt durch intramolekulare Aktivierungsvorgänge eine enzymatische Aktivität, die spaltend auf die nachfolgenden Komponenten C4 und C2 einwirkt. Die großen Spaltstücke C4b und C2a lagern sich an die Zellmembran an und erlangen eine neue enzymatische Aktivität, die spaltend auf die nachfolgende dritte Komplementkomponente einwirken kann. Die kleinen Spaltstücke gehen in den Überstand und können biologische Mediatorfunktionen erfüllen. C4a besitzt Anaphylatoxinaktivität, und dem C2b wird eine kininähnliche Aktivität zugeschrieben. Auch bei der Aktivierung von C3 durch die C3-Konvertase $\overline{C4b, 2a}$ entstehen zwei Bruchstücke. (Enzymatische Aktivitäten des Komplementsystems werden durch einen Querstrich über den reaktiven Komponenten kenntlich gemacht.) Durch Aufnahme des größeren Bruckstücks C3b entsteht die C5-spaltende Aktivität $\overline{C4b, 2a, 3b}$. Das kleinere Bruchstück C3a geht in den Überstand und besitzt ebenfalls Anaphylatoxinaktivität. Damit ist die Bereitstellung wichtiger biologisch aktiver Mediatoren aus dem Komplementsystem aber noch nicht abgeschlossen, vielmehr wird bei der Aktivierung bzw. Spaltung der fünften Komplementkomponente durch die enzymatische Aktivität $\overline{C4b, 2a, 3b}$ ein kleines Bruchstück C5a abgetrennt, das Anaphylatoxin- und chemotaktische Aktivität besitzt. Das große Bruchstück C5b verbindet sich mit den nachfolgenden Komponenten C6–C9 und erlangt damit eine Membranangriffsfunktion, die zur Perforation und Lyse von Zellen bzw. Abtötung von Bakterien führen kann.

Außer über den antikörperabhängigen klassischen Weg kann eine Aktivierung des Komplementsystems auch über den *Nebenschlußweg* erfolgen. Wichtig für diesen Weg ist die Verfügbarkeit von C3b, das einmal über die klassische Aktivierung zur Verfügung gestellt werden kann, oder aber durch ein im Serum vorhandenes schwach aktives Enzym $\overline{C3, Bb}$ generiert wird. Das C3b-Molekül, das von einem dieser Enzyme freigesetzt wird, bindet sich z. B. auf Polysaccharidstrukturen einer Bakterienoberfläche und komplexiert dann mit dem C3-Proaktivator (B), der dann seinerseits durch Serinesterase $\overline{D}$ (C3-Proaktivatorkonvertase) aktiviert bzw. gespalten wird. Schließlich bindet noch Properdin (P) und es entsteht das C3-spaltende Enzym $\overline{P, C3b, Bb}$. Dem Properdin kommt eine enzymstabilisierende Wirkung zu. Es sei betont, daß bei dieser Aktivierung Antikörper nicht beteiligt sind. Durch weitere Aufnahme von C3b entsteht aus dem C3-spaltenden Enzym $\overline{P, C3b, Bb}$ das C5-spaltende Enzym $\overline{P, C3b_2, Bb}$. Damit ist die Aktivierung über den Nebenschluß vollzogen. Die weiteren Reaktionsschritte bis hin zum C9 sind die gleichen wie bei einer Aktivierung über den klassischen Weg.

Es sei noch erwähnt, daß der Nebenschlußweg normalerweise durch zwei Kontrollproteine blockiert wird, nämlich den C3b-Inaktivator und β1H. Im Zusammenhang mit der hier zu besprechenden Interaktion von Komplement und Bakterien ist die Erwähnung dieser Inhibitoren insofern von Bedeutung, als diese Kontrollproteine zwar die Bildung und Akkumulation von $\overline{P, C3b, Bb}$-Aktivität auf den meisten tierischen Zellen verhindern können, aber auf den Oberflächen vieler gramnegativer sowie grampositiver Zellen und bestimmter Pilze unwirksam sind. Dies würde erklären, warum auf der Bakterienmembran C3- und C5-spaltende Enzyme ihre Wirkung entfalten können. Von daher wird verständlich, warum viele Mikroorganismen wie Bakterien und Pilze das Komplementsystem ohne Vermittlung von Antikörpern direkt, d. h. über den Nebenschlußweg, aktivieren können.

Biologische Funktionen

Im Verlaufe seiner Aktivierung generiert bzw. vermittelt das Komplementsystem eine Vielzahl biologischer Aktivitäten und Funktionen. Durch seine bakterizide Wirkung kann es in Extremsituationen wie z. B. bei einer Bakteriämie selbst eine Abtötung von Bakterien herbeiführen. In der Regel scheint jedoch der Phagozytose und zellulären Abtötung pathogener Keime eine größere Rolle zuzukommen.

Unter besonderer Berücksichtigung des Komplementsystems und phagozytischer Granulozyten würde ein tentatives und stark vereinfachtes Schema der lokalen Infektabwehr wie folgt aussehen: In das Gewebe eingedrungene pathogene Keime können das Komplementsystem über den Nebenschluß oder, sofern Antikörper vorhanden sind, über den klassischen Weg aktivieren. Die freigesetzten Anaphylatoxine C4a, C3a und C5a diffundieren in das Gewebe und induzieren eine Histaminfreisetzung aus Mastzellen. Die dadurch einsetzende Erhöhung der Gefäßpermeabilität erleichtert weiteres Eindringen von Serumproteinen und insbesondere von Komplementfaktoren in das Gewebe. Der biologisch wichtige chemotaktische Faktor C5a induziert ein verstärktes Adhärentwerden (Margination) von Granulozyten am Endothel der kleinen Venolen und lockt die Phagozyten an den Herd des Entzündungsgeschehens heran, indem die Zellen aufgrund ihrer chemotaktischen Reaktionsfähigkeit in Richtung höherer Konzentration des chemotaktisch aktiven C5a wandern. Es sei noch erwähnt, daß viele Bakterien bei ihrer Vermehrung selbst chemotaktische Faktoren freisetzen. Das bei der Komplementaktivierung aus dem im Serum in hoher Konzentration vorhandenen C3 entstehende C3b setzt sich auf die Bakterienoberfläche und dient zum geringeren Teil der Weiterführung der Komplementreaktion und zum größeren Teil der Opsonisierung des Keimes. Durch diesen Vorgang wird die Phagozytose ganz wesentlich erleichtert und zwar über eine vermehrte Bindung C3b-beladener Bakterien an die C3b-Rezeptoren auf der Phagozytenoberfläche. Details der Opsonisierung, Phagozytose und zellulären Abtötung werden nachfolgend ausführlich diskutiert.

Opsonisierung, Phagozytose und Abtötung

Den drei Stufen der Komplementaktivierung lassen sich drei Stufen der Komplementbeteiligung an der Infektabwehr gegenüberstellen. Im ersten Schritt müssen Bakterien erkannt und das Abwehrsystem aktiviert werden, im zweiten werden eine Anzahl von biologischen Aktivitäten erzeugt, mit dem offensichtlichen Ziel, das Abwehrsystem zu optimieren. Im letzten Schritt können Infektionserreger getötet und beseitigt werden. Einschränkend soll hier angemerkt werden, daß nur von solchen Infektionen gesprochen werden soll, die durch Bakterien verursacht werden, und bei denen nicht die zellvermittelten Immunreaktionen im Vordergrund stehen.
Im Folgenden soll nun anhand der Stufenfolge die Beteiligung des Komplementes in der Infektabwehr untersucht werden.

Aktivierung des Abwehrsystems

Wie eingangs erwähnt, kennen wir zwei Arten der Komplementaktivierung. Beide münden mit der Aktivierung von C3 in der gemeinsamen Aktivierung der folgenden Komponenten. Bei der klassischen Aktivierung sind Antikörper beteiligt. Zwar sind auch schon vor einer Infektion mit einem beliebigen Erreger einzelne Zellen mit der Fähigkeit zur Bildung von spezifischen Antikörpern vorhanden, wie sich mit Hilfe der Jerne-Plaquetechnik zeigen läßt. Die Anzahl der Zellen, die dann durch Proliferation im Zuge der clonal selection gebildet werden, nimmt aber erst am 2. Tag nach Beginn einer Infektion zu, und ihre Produkte, nämlich die freien Antikörper im Serum, sind gar erst am 3. oder 4. Tag meßbar. Eine effiziente Aktivierung über den klassischen Weg erfolgt daher erst mit einer gewissen Verzögerung. Die alternative Aktivierung ist hingegen vom ersten Augenblick des Eintritts eines Erregers in den Organismus möglich; auslösendes Agens ist das Bakterium, alle anderen Faktoren sind im Serum vorhanden. Vergleiche zwischen beiden Wegen der Aktivierung werden an der aktivierten Menge von C3 gemessen, genauer an der opsonisierenden Eigenschaft von partikelgebundenen C3b. Für die meisten Mikroorganismen ist gezeigt worden, daß beide Wege der C3-Aktivierung beschritten werden können. Aus den Ergebnissen ist aber nur schwer eine Wertigkeit in Bezug auf die Infektabwehr abzuleiten. Dies gilt aber sicher nur für eine Erstinfektion. Bei einer Zweitinfektion erweist sich die schnellere und frühere Bildung einer großen Menge von Antikörpern als wesentlicher Vorteil in der Infektabwehr – eine Komplementaktivierung dürfte dann überwiegend über den klassischen Weg ablaufen.

Amplifikation

Mit der Anlagerung von C3b an die Oberfläche des Mikroorganismus wird dieser Einzeller opsonisiert, d. h. freßbar gemacht. Man stellt sich die Opsonisierung heute folgendermaßen vor: Nach Spaltung von C3 durch die C3-Konvertase lagert sich das größere Spaltstück an die Bakterienoberfläche an. Durch die Anlagerung erfährt das C3-Fragment eine Konformationsänderung. Erst nach der Änderung ist C3b in der Lage mit einem spezifischen C3b-Rezeptor auf Zellen eine Verbindung einzugehen. C3b-Rezeptoren sind bisher auf allen phagozytierenden Zellen gefunden worden.
Die Komplementkomponente stellt also gewissermaßen eine mechanische Verbindung zwischen Zelle und Bakterium her. Hierin allein erschöpft sich die Aufgabe von C3 aber nicht. In sehr klaren Experimenten hat Bianco [1] gezeigt, daß die Verteilung der opsonisierenden Komponenten dem Phagozyten sozusagen eine Orientierungshilfe bei der Membranbewegung, sowie der Pseudopodien- und Phagosombildung gibt. Am Beispiel der Phagozytose von Lymphozyten durch Granulozyten und IgG als Opsonin, fand er die Phagozytose verhindert, wenn auf dem Lymphozyten durch das capping alle IgG-Bindungsstellen (IgG-Rezeptoren) auf einer Seite des Lymphozyten lokalisiert waren. Zwar konnte noch eine Anlagerung des Lymphozyten an die Granulozyten beobachtet werden, die Granulozyten-Membran war aber offenbar nicht in der

Lage, den gesamten Lymphozyten zu umfassen, was jedoch ohne weiteres möglich war, wenn die Lymphozyten kein Cappingphänomen zeigten, und die IgG Bindungsstellen gleichmäßig über die gesamte Zelloberfläche verteilt waren. Ähnliche Ergebnisse erzielte der Autor für die C3-Opsonine [1]. Die Pseudopodien der Phagozyten orientieren sich offenbar an den Opsoninen auf der Partikel- bzw. Bakterienoberfläche. Fehlen die Opsonine, so verliert die Zellmembran ihre Orientierung und hält in der Phagosombildung trotz Anhaftung inne.

Die Opsonisierung durch C3 erfährt durch die Aktivierung von C5 nur noch eine geringe Steigerung. Neben der Rolle in der Aktivierung der jeweils nächsten Komponente, hat aber C5, ähnlich dem C3, auch noch eine entscheidende Funktion in der Infektabwehr. Die Funktion liegt aber nicht in dem größeren, nach Aktivierung und Spaltung bakteriengebundenen Fragment, sondern in dem kleineren, löslichen Teil. C5a hat eine starke chemotaktische Aktivität und vermag durch seinen Konzentrationsgradienten Leukozyten an den Ort der Aktivierung, die Bakterien also, zu locken, wie bereits eingangs erwähnt. Nach der Aktivierung von C3 und C5 sind somit zwei wesentliche biologische Eigenschaften gebildet, die neben der Aktivierung der restlichen C-Komponenten, vor allem die Voraussetzung für eine effiziente Infektabwehr durch die Phagozytose geschaffen haben.

Angriffsphase

Mit der Aktivierung der Komponenten C6 bis C9 im dritten Abschnitt der Komplementaktivierung, entsteht ein Komplex, der im Fall von Zellen deren Lyse, im Falle von Bakterien deren Tötung herbeiführen kann. Die Tötung von Bakterien durch Komplement beruht offenbar auf dem gleichen Mechanismus wie die Lyse von Zellen. Durch stellenweise Perforation der Bakterienmembran verliert der Mikroorganismus die osmotische Kontrolle. Diese Form der Abtötung wird als Serumbakterizidie bezeichnet. Dabei spielt auch Lysozym eine Rolle, das nach Abtötung der Bakterien die Zellwand lysiert.

Eine Vielzahl von Bakterien kann durch die Serumbakterizidie vernichtet werden. Man kann annehmen, daß Infektionserreger nur dann durch die Serumbakterizidie unschädlich gemacht werden, wenn sie nach massiver Einschwemmung oder Vermehrung die Barriere der Phagozyten durchbrochen haben. Über die Wertigkeit der beiden Abwehrsysteme Phagozytose und Serumbakterizidie läßt sich jedoch nur spekulieren.

Allerdings gibt es eine Vielzahl von Bakterien, die resistent gegen die bakterizide Wirkung von Komplement sind. Dennoch können auch solche Bakterien durch die Mitwirkung von Komplement besser beseitigt werden. Hierauf soll im folgenden eingegangen werden. Zuvor soll aber noch darauf hingewiesen werden, daß Resistenz gegen die komplementvermittelte Bakterizidie nicht notwendigerweise ein Hinweis auf die Pathogenität der betreffenden Mikroorganismen ist, und umgekehrt, auch eine Komplementempfindlichkeit kein Indiz für Apathogenität sein muß. So sind z. B. eine Reihe von Stämmen von S. typhi komplementempfindlich, obwohl ihre Pathogenität außer Zweifel steht.

Die Rolle von Komplement bei der Tötung von Keimen durch Phagozyten

Im folgenden Abschnitt soll auf eine zusätzliche Wirkung von Komplement bei der Beseitigung von Bakterien eingegangen werden. Diese zusätzliche Funktion läßt sich jedoch bisher nicht einer bestimmten Komponente oder einem definierten Komplex zuordnen. Gemeint ist die Mitwirkung von Komplementaktivität bei bakteriziden Vorgängen in oder an Granulozyten. Dieser Frage nachzugehen lag folgende Überlegung zu Grunde: Da nur eine begrenzte Zahl von Bakterien empfindlich gegenüber Komplement ist, würden in der Mehrzahl der Fälle die später, nämlich nach C5, aktivierten Komplementkomponenten nutzlos aktiviert werden, es sei denn, ihnen könnte eine zusätzliche Aktivität zugeschrieben werden.

Da die Beseitigung von Infektionserregern durch Granulozyten einen der wesentlichen Abwehrmechanismen darstellt und in Gegenwart von Bakterien fast immer Komplement aktiviert wird, ist vielfach untersucht worden, ob die Komplementwirkung bei komplementresistenten Bakterien über die der Opsonisierung und Phagozytose hinausgeht. Eine Reihe von Untersuchungen sind in dieser Richtung unternommen worden, mit, wie zu erwarten, äußerst widersprüchlichen Ergebnissen. Wir wollen daher im letzten Abschnitt über eigene Untersuchungen an einem komplementresistenten Bakterienstamm berichten, der einige Hinweise darauf geben kann, wie eine zusätzliche Komplementwirkung beschaffen sein könnte.

Zunächst konnte gezeigt werden, daß Komplement bei der Tötung von komplementresistenten Bakterien mithilft [4].

Die Steigerung der zellvermittelten Tötung durch die Mitwirkung von Komplement war noch stärker als die Steigerung der Phagozytose durch die komplementvermittelte Opsonisierung. Wo könnte aber diese Mitwirkung stattfinden? Man hat auf Grund der mikroskopischen Beobachtung die Phagozytose in vier Stadien eingeteilt. Der Anlagerung des Bakteriums an die Zelle (1) folgt die Aufnahme in die Zelle (2). Danach erst kann die intrazelluläre Tötung (3) und der anschließende Abbau (4) erfolgen (Abb. 2).

Das summarische Ergebnis einer Reihe von Versuchen ist in Tabelle 1 dargestellt. In den einzelnen Stadien sollte die Mitwirkung von Komplement nachgewiesen werden.

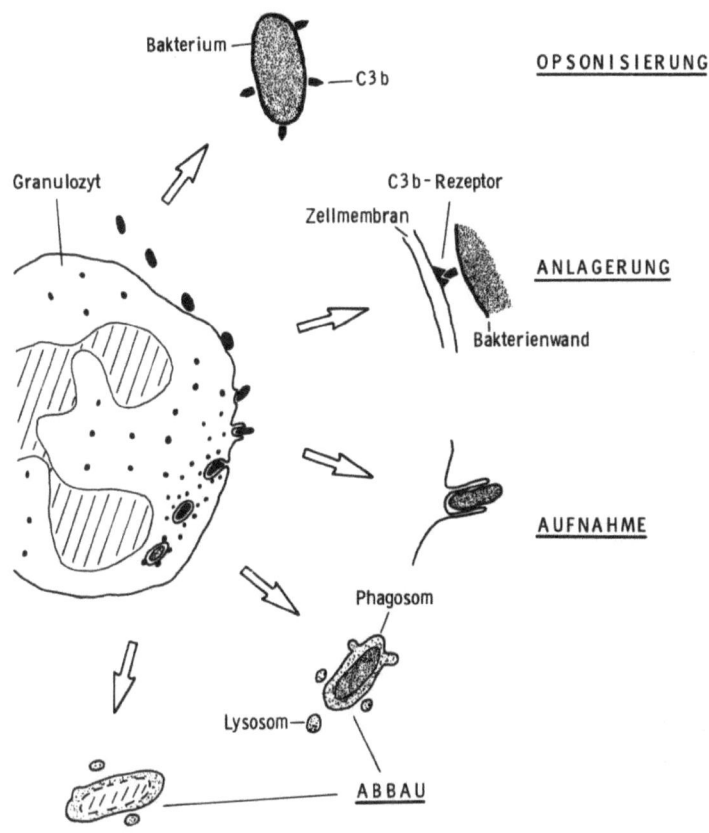

Abb. 2. Stadien der Phagozytose eines Bakteriums durch einen Granulozyten

Tabelle 1. Komplementresistente Bakterien

	Vorbehandelt mit	
	Antikörper	Antikörper und Komplement
Zellgebundene Bakterien (40 min)	$3{,}5 \times 10^5$	370×10^5
Anteil an der Membran	0,15	0,16
davon getötet	60%	95%
Anteil in den Zellen	0,85	0,84
davon getötet	95%	>99%
davon bereits abgebaut	20%	65%

Die Beteiligung von Komplement an der Phagozytose, gemessen an der Gesamtzahl zellgebundener Bakterien, ist offensichtlich. Komplement bewirkt eine ca. 100fache Zunahme. Erstaunlicherweise war aber die prozentuale Verteilung zwischen noch membranständigen und schon intrazellulären Bakterien zu jedem Zeitpunkt gleich.

Die Anlagerung an die Zelle wird offensichtlich erheblich, die Aufnahme in die Zelle wider Erwarten jedoch nicht gesteigert.

Der Anteil der getöteten Bakterien ist in Gegenwart von Komplement größer, obwohl, wie erwähnt, die Bakterien selbst resistent gegenüber der Serumbakterizidie sind. Darüberhinaus wurden Bakterien, sei es mit oder ohne Komplement, auch an der Zellmembran getötet. Die intrazellulären Bakterien wiederum wurden bei Komplementbeteiligung deutlich schneller abgebaut als ohne Komplementbeteiligung. Gesteigerte Adhärenz, Tötung und Abbau führen im Endeffekt zu einer Elimination von 400mal mehr Bakterien, wenn Komplement zugegen ist.

Aus den Ergebnissen wurden mehrere Schlußfolgerungen gezogen:
1. Komplement fördert die Anlagerung des Bakteriums an die Zelle, nicht aber die Aufnahme in die Zelle. Die Steigerung der Phagozytose kommt mithin durch die größere Zahl membranständiger Bakterien, nicht aber durch die Beschleunigung des Aufnahmevorganges zustande. Es werden mehr Bakterien pro Zeiteinheit aufgenommen, ohne daß der Aufnahmevorgang eines einzelnen Bakteriums selbst beeinflußt wird.
2. Komplement-Beteiligung verursacht entweder eine Schädigung – aber nicht Tötung – auch eines komplementresistenten Bakteriums, oder Komplement stimuliert die bakteriziden Systeme von Granulozyten. Über den zugrundeliegenden Mechanismus kann hier nur kurz spekuliert werden. Die große Zahl bereits an der Membran getöteter Bakterien weist auf eine membranassoziierte u. U. extrazelluläre Tötung hin. Unter der Annahme einer vorwiegend membranassoziierten Tötung ließe sich eine Kooperation zwischen bakteriengebundener Komplementaktivität und zellmembranständigen bakteriziden Faktoren postulieren. Es gibt mittlerweile zahlreiche Hinweise auf eine derartige Kooperation. So beeinflußt C3b den oxydativen Stoffwechsel von Granulozyten, wodurch es zur vermehrten Bildung bakterizider Sauerstoffradikale durch die Zellen kommt [2]. Andererseits ist über die additive Wirkung von granulozytären Enzymen (Lysozym) und Komplementwirkung bereits vor längerer Zeit berichtet worden [6].

Diese Hinweise sollen aufzeigen, daß die Rolle des Komplements mit der Chemotaxis, der Opsonisierung, der Phagozytose und der in einigen Fällen wirksamen Bakterizidie nicht erschöpft ist. Weitere experimentelle Untersuchungen sind notwendig, um der wichtigen Frage nach der Rolle des Komplements bei der zellulären Abtötung pathogener Keime näherzukommen.

Literatur

1. Bianco C (1977) In: Good RA, Day SB (eds) Biological amplification systems in immunology. Plenum, New York London (Comprehensive immunology, vol 2)
2. Goldstein IM, Roos D, Kaplan HB (1975) Complement and immunoglobulins stimulate superoxide production by human leukocytes independently of phagocytosis. J Clin Invest 56:1155
3. Good RA, Day SB (eds) (1977) Biological amplification systems in immunology. Plenum, New York London (Comprehensive immunology, vol 2)
4. Menzel J, Jungfer H, Gemsa D (1978) Contribution of immunoglobulins M and G, complement and properdin to the intracellular killing of Escherichia coli by polymorphonuclear leukocytes. Infect Immun 19:659
5. Rother K, Hadding U, Till G (1974) Komplement. Biochemie und Pathologie. Steinkopff, Darmstadt
6. Wardlaw AC (1963) The complement-dependent bacteriolytic activity of normal human serum. II. Cell wall composition of sensitive and resistant strains. Can J Microbiol 9:41

*Einfluß von Immunglobulinpräparaten auf das Wachstum gramnegativer Bakterien in vitro**

G. Stübner

Durch die Lokalisation der bakteriellen Antigene an der Außenseite der Zellwand, wo sie ein räumliches Muster sich wiederholender Determinanten bilden, ist die Bindung von Immunglobulinen an Bakterien möglich [2, 3, 6, 7]. Die Erkennung der Antigene erfolgt durch die Fab-Region, deren aktiver Bezirk der Antigenstruktur komplementär ist. In Lösung sind Immunglobuline hochflexible Moleküle, die sich erst nach Bindung an das Antigen entfalten und dabei ihre Konformation – so z. B. den Winkel zwischen den Fab-Stücken – ändern, eine kompakte Gestalt annehmen und dadurch eine bessere Anpassung an die jeweilige Antigenstruktur erreichen können [1]. Als weitere Folge der Antigenbindung resultiert eine Konformationsänderung, die die Effektorfunktion des Fc-Teils betrifft [1]. Nach Untersuchungen von Stendahl et al. [5] werden durch die Immunglobulinbindung an Bakterien physikochemische Veränderungen an der Zelloberfläche induziert, die z. B. bei Salmonellen eine Umwandlung von S- in R-Formen bedingen und eine höhere Phagozytoserate zur Folge haben. Es erschien daher von Interesse, den Einfluß von Immunglobulinpräparaten mit und ohne Humanserum als Komplementquelle auf Wachstum und Morphologie gramnegativer Bakterien sowie die Auswirkung zusätzlicher Gaben von Antibiotika unter diesen Bedingungen zu untersuchen.

Es sollen anhand einiger exemplarischer – aus klinischem Material ausgewählter – E.-coli-Stämme die Fragen untersucht werden:

1. wie hoch der Anteil der an Bakterien gebundenen Immunglobuline nach Inkubation in einer Bouillon ist, die eine definierte Konzentration von Immunglobulinen enthält,
2. ob eine Steigerung der Antibiotikawirkung durch Immunglobulingabe zu beobachten ist.

---

* Frau U. Lüdemann danke ich für die hervorragende technische Mitarbeit. Der Fa. Leitz/Wetzlar danke ich für die bereitwillig gewährte Unterstützung bei der Anfertigung der Mikrophotographien

Material

1. Mueller-Hinton-Bouillon (eigene Herstellung)
2. Aus klinischem Untersuchungsmaterial (Harnwegsinfekt) isolierter E.-coli-Stamm
3. Immunglobulinpräparate:
   Gamma-M-Konzentrat (GMK): Ch. B 413005, Behringwerke (Marburg)
   Beriglobin: Ch. B 401052, Behringwerke (Marburg)
   Intraglobin F: Ch. B 412019, Biotest (Frankfurt a. M.)
   Schura 7 S: Ch. B 80234, Schura (Krefeld)
   Biseko: Ch. B 226048, Biotest (Frankfurt a. M.)
   Seretin: Ch. B. 446080, Behringwerke (Marburg)
   Gamma-Venin: Ch. B 420140, Behringwerke (Marburg)
4. Zur quantitativen Immunglobulinbestimmung wurden verwandt:
   Quantiplate IgM: Ch. B 760016, Biotest (Frankfurt a. M.)
   Quantiplate IgG: Ch. B 8311, Biotest (Frankfurt a. M.)
   Multi-component-Ref.-Serum: Ch. B 2113, Biotest (Frankfurt a. M.)
5. Porenfilter (0,2). Radiation sterilized. Gilman Instruments Comp. (Ann Arbor, USA)

Methodik

Um zu ermitteln, inwieweit verschiedene Immunglobulinpräparate an die Bakterien gebunden werden, wurden zu jeweils 1,6 ml Mueller-Hinton (M.-H.)-Bouillon mit einer primären Keimeinsaat von 4×10^5 cfu (E. coli) die o. a. Immunglobulinpräparate vor der Inkubation hinzugegeben, z. B. 0,05 bzw. 0,1 ml Gamma-M-Konzentrat (entsprechend 48,8 mg/100 ml IgM und 104 mg/100 ml IgG, bzw. 100 mg/100 ml IgM und 206 mg/100 ml IgG in der Bouillon); 0,1 ml Beriglobin (1354 mg/100 ml IgG in der Bouillon) oder 0,2 ml Intraglobin F (500 mg/100 ml IgG in der Bouillon). Es muß darauf hingewiesen werden, daß in diesem Ansatz der IgG-Gehalt der verschiedenen Präparate in der Bouillon nicht angeglichen ist.

Nach 18 h Inkubation wurde die Bouillon steril filtriert (0,2 μ Porenfilter) und die Immunglobulinkonzentration im Filtrat im Vergleich zur Leerbouillon mit der Methode der radialen Immundiffusion [4] bestimmt. Vorversuche hatten gezeigt, daß durch die Filtration keine ungebundenen Immunglobuline zurückgehalten werden.

Ergebnisse

1. Für das IgM im Gamma-M-Konzentrat (Konzentration im Ansatz: 100 mg/100 ml) konnte im Mittel eine Bindung an die Bakterien von 28,9%, für das IgG (Konzentration im Ansatz: 206 mg/100 ml) von 9,8% bestimmt werden. Bei Verwendung von Beriglobin fanden sich 27,5% Bindung (Konzentration im Ansatz: 1354 mg/100 ml); und von Intraglobin F (Konzentration im Ansatz: 500 mg/100 ml) wurden 23,5% an die Bakterien gebunden.
2. In allen bewachsenen Röhrchen war die Bouillon nicht homogen getrübt. Abhängig von der Immunglobulinkonzentration fanden sich grob- bis feinkörnige Agglutinate, die auch mikroskopisch als aneinanderhaftende, z. T. defekte (Beriglobin, Intraglobin F) bis lysierte (Gamma-M-Konzentrat) Bakterienansammlungen imponierten (Abb. 1).

Um ein Maß für die zeitliche Abhängigkeit der Immunglobulinbindung zu finden, wurden Ansätze mit E. coli (Keimeinsaat: 4×10^5 cfu/ml) durchgeführt, bei denen die Inkubationszeit 30, 60, 120, 240 min betrug (Inkubationstemperatur $+4°C$). Es zeigte sich, daß nach einem längeren Zeitraum als 60 min keine zusätzliche Bindung mehr erfolgt.

In Abwandlung des ersten Ansatzes wurde Humanserum als zusätzliche Immunglobulin- und Komplement-Quelle zu den Immunglobulinpräparaten zugegeben; und zwar zu 0,9 ml M.-H.-Bouillon 0,3 ml Serum und je nach IgG-Gehalt 0,1–0,3 ml Immunglobulinpräparat, um eine annähernd gleiche IgG-

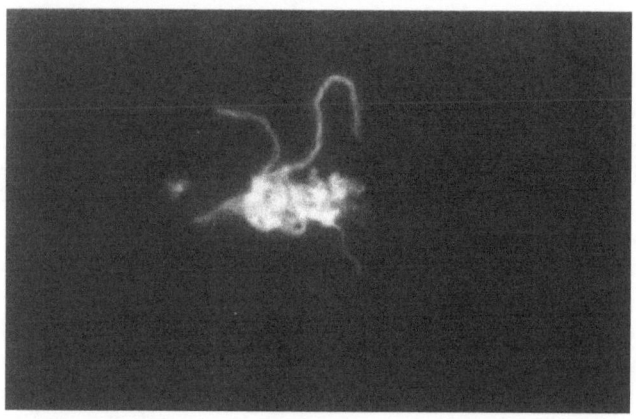

Abb. 1. Agglutinat nach Zugabe von 0,1 ml GMK zu 1,6 ml M.-H.-Bouillon. (Immunglobulin-Konzentration in der Bouillon: 100 mg/100 ml IgM; 206 mg/100 ml IgG). Primäre Keimeinsaat: 4×10^5 E. coli. Deutliche Zellwandschädigung; beginnende Bakteriolyse. Darstellung mit FITC markiertem Anti-Human IgM (Ziege) (Behringwerke/Marburg, Ch. B 626 D.) (Objektiv $\times$ 100, Leitz Ortholux 2)

Konzentration in der Bouillon zu erreichen. Die Volumendifferenzen wurden mit Phosphat-Puffer p_H 7,4 ausgeglichen. Nach Filtration und Absorption des Filtrates mit dem gleichen Bakterienstamm war quantitativ keine weitere Bindung der Immunglobulinpräparate mehr nachweisbar. Dies bedeutet, daß sowohl alle im Humanserum als auch in den Präparaten enthaltenen spezifischen Antikörper bei der Erstabsorption gebunden worden waren.

Betrachtet man die unter Immunglobulin- und Humanserumeinwirkung eintretenden morphologischen Veränderungen der Bakterien, so lassen sich folgende, ineinander übergehende Stadien unterscheiden (Abb. 2–5): Es kommt zunächst zu einer Verstärkung der Zellwandfluoreszenz, d. h. Anreicherung der Immunglobuline an der Zellwand (Abb. 2 und 3), dann zu einer Schwellung der Zellwand und Abnahme der spezifischen Fluoreszenz mit Ausnahme der Stellen, an denen benachbarte Zellwände aneinandergrenzen (Abb. 4) – hier bleibt die Fluoreszenzintensität infolge der höheren Immunglobulinkonzentration bestehen – und schließlich zur osmotischen Lyse, nach der lediglich Zellwandreste noch schwach sichtbar sind (Abb. 5).

Aufgrund der Tatsache, daß Immunglobuline an Strukturen der bakteriellen Zellwand gebunden werden, erschien es berechtigt, die Annahme zu überprüfen, ob es durch die Bindung zu einer Permeabilitätsänderung gegenüber bestimmten Antibiotika und damit zu einer Beeinflussung der minimalen Hemmkonzentration (MHK) kommen könnte.

Zwei Beispiele mögen zur Demonstration dienen:
1. E. coli und Ampicillin,
2. E. coli und Tetrazyklin.

Ampicillin hat als β-Lactam-Antibiotikum seinen Wirkungsangriff im Bereich der Stoffwechselabläufe der Zellwandsynthese (Hemmung der transpeptidischen Verknüpfung) [8]. Die Tetrazykline greifen in die bakterielle Proteinbiosynthese ein, wobei sie den Übertragungsmechanismus der an der t-RNS gekoppelten Aminosäuren auf die wachsenden Polypeptidketten hemmen [8].

Die Abhängigkeit der MHK von E. coli gegenüber Ampicillin unter Zugabe von Immunglobulinpräparaten mit und ohne Serumzusatz gibt Tabelle 1 wieder.

Hierbei wurden die Röhrchen 2 h mit dem Immunglobulinpräparat bei +4° C vorinkubiert; anschließend Inkubation nach Antibiotikazugabe über 18 h bei 37° C. Bei den Ansätzen, wo Serum zugegeben wurde, erfolgte nach 2 h Präinkubation mit dem jeweiligen Immunglobulinpräparat (+4° C) die Zugabe von Humanserum, wobei die Röhrchen 2 h bei +4° C belassen wurden. Nach jeweils dreimaligem Waschen zwischen den einzelnen Verfahrensschritten fand anschließend die Inkubation mit dem Antibiotikum über 16 h statt. Bei Verwendung von Tetrazyklin (Reverin) konnten die in Tabelle 2 aufgeführten Werte ermittelt werden.

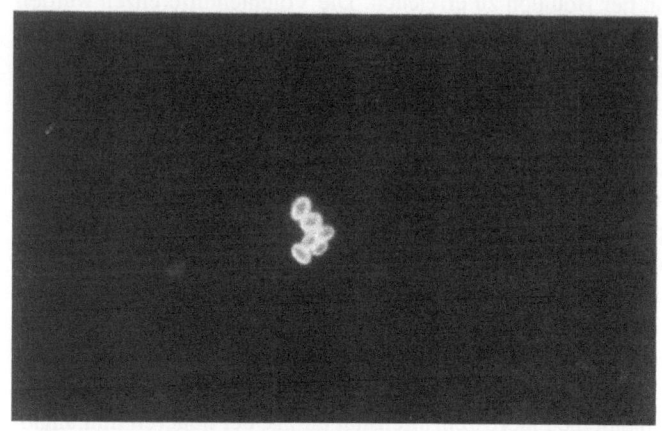

Abb. 2

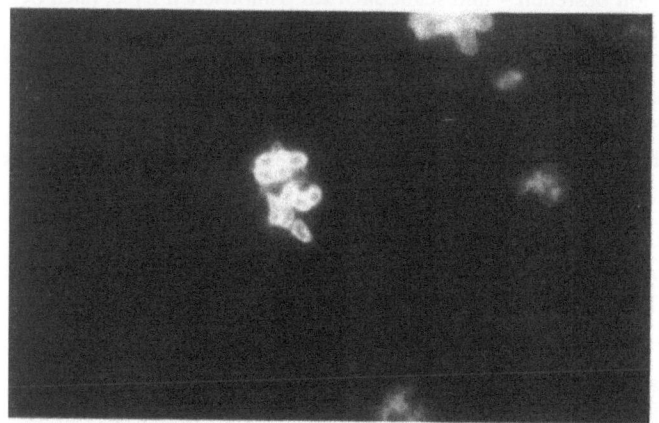

Abb. 3

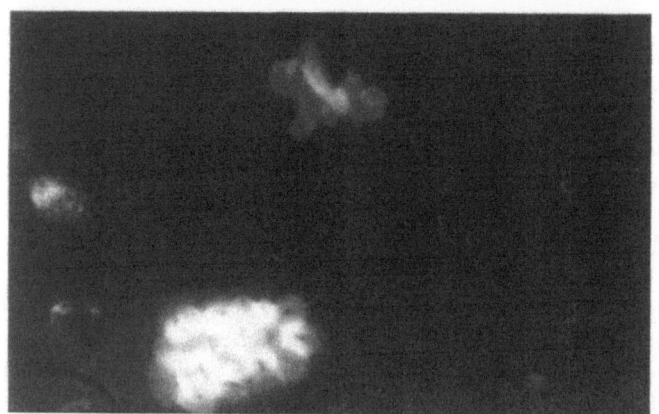

Abb. 4

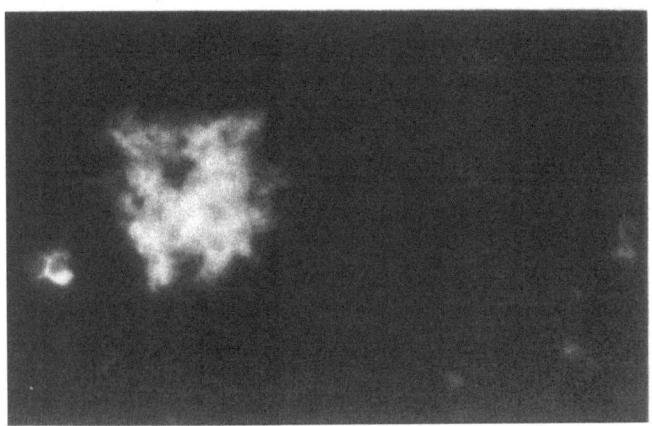

Abb. 5

Abb. 2–5. Morphologische Veränderungen bei E. coli nach Zugabe von 0,3 ml Intraglobin F (= 1180 mg/100 ml IgG in der Bouillon) bzw. 0,1 ml Beriglobin (= 1220 mg/100 ml in der Bouillon) und 0,3 ml Humanserum (40 mg/100 ml IgM; 200 mg/100 ml IgG in der Bouillon) zu 0,9 ml M.-H.-Bouillon. Inkubationszeit: 18 h. Unterschiedliche Stadien der Zellwandschädigung (s. Text) FITC-markiertes Anti-Human-IgG (Ziege). (Behringwerke/Marburg; Ch. A 8601 H.) (Objektiv × 100, Leitz Ortholux 2)

Tabelle 1. Abhängigkeit der minimalen Hemmkonzentration (MHK) von E. coli (A 9511) gegenüber Ampicillin in Abhängigkeit von Immunglobulinpräparate- und Humanserumzusätzen. Primäre Keimeinsaat von E. coli: 2×10^5 /ml. − = kein Keimwachstum; +, + +, + + + = schwaches bis starkes Keimwachstum; GMK = Gamma-M-Konzentrat

Ampicillinkonzentration					Zusätze	
mcg/ml 90	45	22,5	12,25	5,6		
− +++	+++	+++	+++		Kontrolle	
−	+	++	+++	+++	Kontrolle mit Serum	
−	−	−	−	−	GMK	
−	−	−	−	++	Beriglobin	Ohne
−	−	−	++	+++	Intraglobin	Serum-
−	−	−	(+)	++	Schura 7S	Zusatz
−	−	−	−	(+)	Gamma-Venin	
−	−	++	++	+++	Biseko	
−	(+)	++	+++	+++	Seretin	
−	−	−	−	−	GMK	
−	−	−	−	−	Beriglobin	
−	−	−	−	−	Intraglobin	Mit
−	−	−	−	−	Schura 7S	Serum-
−	−	−	−	−	Gamma-Venin	Zusatz
−	−	−	−	(+)	Biseko	
−	−	−	−	+	Seretin	

Tabelle 2. Abhängigkeit der minimalen Hemmkonzentration (MHK) von E. coli (A 9511) gegenüber Tetrazyklin (Reverin) in Abhängikeit von Immunglobulinpräparate- und Humanserumzusätzen. Primäre Keimeinsaat von E. coli: 2×10^5/ml. $-$ = kein Keimwachstum; +, ++, +++ = schwaches bis starkes Keimwachstum; GMK = Gamma-M-Konzentrat

Tetrazyklinkonzentration					Zusätze	
mcg/ml	11,2	5,5	2,8	1,4	0,7	
−	−	+	++	+++		Kontrolle	
−	−	(+)	+	++		Kontrolle mit Serum	
−	−	−	+	++		GMK	
−	−	+	++	+++		Beriglobin	
−	−	(+)	++	+++		Intraglobin	Ohne
−	−	−	++	+++		Schura 7S	Serum-
−	−	−	++	+++		Gamma-Venin	Zusatz
−	−	(+)	++	+++		Biseko	
−	−	+	++	+++		Seretin	
−	−	−	−	+		GMK	
−	−	−	(+)	++		Beriglobin	
−	−	−	(+)	+++		Intraglobin	Mit
−	−	−	+	++		Schura 7S	Serum-
−	−	−	+	++		Gamma-Venin	Zusatz
−	−	(+)	++	+++		Biseko	
−	−	(+)	++	+++		Seretin	

Es zeigt sich, daß – ohne jedoch ein endgültiges Ergebnis vorwegnehmen zu wollen, dazu ist das Material noch viel zu gering – bei Zugabe von Immunglobulinen und Serum als zusätzliche Immunglobulin- und Komplementquelle in Verbindung mit nachfolgender Gabe von Antibiotika ein wirkungssteigernder Effekt eintritt. Er ist dahingehend zu interpretieren, daß die durch Immunglobulinbindung induzierte Zellwandschädigung mit der durch β-Lactam-Antibiotika ausgelösten Hemmung der Zellwandsynthese eine Bakterizidiesteigerung bewirkt.

Es bestehen jedoch deutliche Unterschiede, die einerseits von der chemischen Struktur des Antibiotikums, dessen Penetrationsvermögen und Angriffspunkt, andererseits von der Bakterienspezies (unterschiedlicher Zellwandaufbau) abhängig sind.

Zusammenfassung

Die Methode der indirekten quantitativen Bestimmung der Immunglobulinbindung an Bakterien bei vorgegebener Keimeinsaat wurde gewählt, da von den beiden Parametern Immunglobuline und Bakterien lediglich der nicht gebundene Anteil der Immunglobuline nach Inkubation und Filtration exakt meßbar ist. Eine genaue Bestimmung der Keimzahl nach Inkubation ist wegen der Agglutinatbildung nicht möglich.

Es sollte an einigen ausgewählten Beispielen gezeigt werden, daß handelsübliche Immunglobulinpräparate in quantitativ meßbaren Mengen an Bakterien gebunden werden und morphologische Veränderungen der Zellwand bewirken, die in Gegenwart von Komplement zur Lyse führen.

Hinsichtlich der synergistischen Wirkung (Bakterizidiesteigerung) der Kombination von Immunglobulinen mit Antibiotika bei gramnegativen Bakterien scheinen deutliche Unterschiede zu bestehen, je nachdem ob das Präparat seinen Angriffspunkt in der Proteinbiosynthese hat oder mit der Synthese der Zellwandbestandteile interferiert. Der unterschiedliche Aufbau der Zellwände gramnegativer Bakterien und die chemische Struktur des Antibiotikums spielen eine weitere wesentliche Rolle. Genauere Untersuchungen sind hierzu noch erforderlich. Es sollten lediglich mögliche Ansätze aufgezeigt werden.

Literatur

1. Deisenhofer J (1977) Dreidimensionale Struktur der Antikörper. Die gelben Hefte 17:106
2. Dourmashkin RR (1978) The structural events associated with the attachment of complement components to cell membranes in reactive lysis. Immunology 35:205
3. Humphrey HJ, White RG (1971) Kurzes Lehrbuch der Immunologie. Thieme, Stuttgart
4. Mancini G, Vaerman JP, Carbonara AO, Heremans JF (1965) Immunochemical quantitation of antigens by single radial immunodiffusion. Immunochemistry 2:235
5. Stendahl O, Tagesson C, Magnusson KE, Edebo L (1977) Physicochemical consequences of opsonisation of Salmonella typhimurium with hyperimmune IgG and complement. Immunology 32:11
6. Stübner G (1978) Bindung von Humanimmunglobulinen an Bakterien: Fluoreszenzmikroskopischer Nachweis. Diagn Intensivther 9:81
7. Uhlenbruck G (1971) Immunbiologie. (Das wissenschaftliche Taschenbuch) Goldmann, München
8. Walter AM, Heilmeyer L (1975) Antibiotika-Fibel, 4. Aufl. Thieme, Stuttgart

Einfluß von Serumkonserven auf die Serum- und Blutbakterizidie

C. E. Pilars de Pilar, E. Deixler, N. Gruber und H. Kastner

Über die Schutzwirkung der Immunglobuline für die i. v. Gabe (Igiv) gegen Viruskrankheiten liegen zahlreiche, positive Befunde vor, bezüglich bakterieller Erkrankungen wenige und widersprüchliche, über die Serumkonserven die wenigsten [3]. Dagegen werden in der Kinderheilkunde speziell bei Frühgeborenen die größten Mengen an Immunglobulinen in Form von Serumkonserven (SerKons) transfundiert – bezogen auf das Körpergewicht; z. B. bei der Schockbehandlung oder bei der parenteralen Ernährung.

Diese Patienten sind wie auch andere mit Abwehrschwäche an erster Stelle durch E. coli, also eigene Darmkeime gefährdet, sodann durch andere gramnegative Stäbchen wie Klebsiella oder die Neugeborenen auch durch hämolysierende Streptokokken der Gruppe B.

Erst nach Ausschaltung der Patientenflora durch Antibiotika treten andere, resistentere Keime in Erscheinung, wie Proteus, Pseudomonas, Serratia, gegen die bei den Blutspendern für die SerKons bzw. Igiv niedrigere Antikörpertiter zu erwarten sind als gegen die erstgenannten Keime.

Die SerKons enthalten das gegen gramnegative Stäbchen viel wirksamere IgM sowie IgG und IgA, während das Komplement in Folge Alterung in Bezug auf Bakteriolyse sicher inaktiviert ist; ob auch in Bezug auf die Phagozytose, wäre noch zu prüfen. Als weiteres bakteriostatisches und in Kombination mit Immunglobulinen und Komplement bakterizides Protein [6] liegt Transferrin vor, vielleicht auch noch weitere Schutzfaktoren mit erhaltener Funktion.

Um die Schutzwirkung von SerKons gegen die häufigsten pathogenen Keime bei Frühgeborenen mit geeigneten Versuchen in vitro messen zu können, muß man berücksichtigen, daß diese Patienten keine IgM- und IgA-Antikörper und zunächst leicht verminderte passiv übertragene IgG-Fraktionen von der Mutter besitzen. Bei Infektionen werden deren wenige spezifische Antikörper verbraucht und nicht sofort nachgebildet. Das Komplement im Serum ist zwar auch vermindert, wäre aber bei Anwesenheit von spezifischen Antikörpern völlig ausreichend. Die Granulozyten sind meist vermehrt und vollwertig. Viele Serumproteine sind bis zu 50% vermindert.

Frischblut von Erwachsenen mit vermindertem Plasmagehalt kommt diesem Zustand recht nahe. Mit Hilfe dieses Modells wurde untersucht, ob und welche

SerKons bzw. Igiv die Abwehr der Frühgeborenen gegen E. coli und Klebsiella am besten der des Erwachsenen angleichen. Es erschien sinnvoll, wegen der vielen Einzelfaktoren dieser Abwehr zunächst für die Serum- und Blutfaktoren getrennte Versuche aufzubauen. Über Testanordnungen mit Zusatz von Ser-Kons soll hier berichtet werden:

1. Mit Hilfe von Gußplatten wurde die Überlebensrate von E. coli und Klebsiella pneumoniae (Klebs) in Mischungen von Frischserum und Serumkonserven untersucht;
2. die Überlebensrate von Klebs in Mischungen von Leukozyten und SerKons mit und ohne Zusatz von Frischplasma;
3. mittels Blutausstrichen wurde die Phagozytoserate von Coli und Klebs nach Einwirkung von SerKons und verschiedenen Mengen von Frischplasma verglichen. Die Keime stammten aus klinischem Untersuchungsmaterial.

Grundlagen für die Prüfung der Serumbakterizidie. Im frischen Serum werden viele Stämme von E. coli, Klebsiella, Pseudomonas und anderen gramnegativen Stäbchen abgetötet und oft auch aufgelöst, wofür Antikörper und Komplement nötig sind [5]. Es gibt auch serumresistente Stämme [2]. Die grampositiven Kokken sind allgemein resistent [5]. Davon zu trennen ist eine bakteriostatische Wirkung. Manche Keime vermehren sich in frischem und altem Serum gleich schnell, z. B. Kokken. Bei Prüfung der Serumbakterizidie muß mikroskopisch oder durch Fortlassen von Komplement ausgeschlossen werden, daß die Keime agglutinieren, wodurch beim Gußplattenverfahren eine Abnahme der Koloniebildner vorgetäuscht würde. Auch durch Ausdehnung der Versuchsdauer auf 4 h läßt sich eine durch Agglutination vorgetäuschte Bakterizidie aufdecken. Die Bakterizidie trifft innerhalb 30–60 min über 90% der Keime; die Überlebenden vermehren sich nur langsam weiter. Bei einer Agglutination der Keime müßte spätestens nach 2–3 h eine explosionsartige Vermehrung der Koloniebildner auftreten. Sie erreicht bei einer 20minütigen Verdoppelung der Stäbchen nach 4 h den Faktor 4000.

Grundlagen für die Prüfung der Blutbakterizidie. Im Vollblut wirken bei der Abtötung der üblichen Eitererreger Serumfaktoren, sog. Opsonine, zu denen Antikörper und Komplement gehören, mit den Granulozyten und Monozyten zusammen. Alle drei Schritte der Phagozytose, Kontakt, Ingestion und intrazelluläre Abtötung, werden durch Serumbestandteile zwar in der Regel gefördert, Granulozyten können aber viele Keimarten, wenn auch meist verzögert, ohne Serumzusatz abtöten. Um die Verhältnisse in vivo experimentell in vitro besser nachzuahmen, wurden nicht isolierte, gewaschene Granulozyten verwendet, sondern innerhalb kürzerer Zeit nach Entnahme plasmafrei gewaschenes Heparinblut. Die Erythrozyten behindern die Granulozyten bei der Phagozytose, so daß die opsoninabhängige Suche nach Keimen deutlicher erkennbar wird, wenn diverse Serumbestandteile zugegeben werden. Außerdem werden bei diesem Vorgehen die kurzlebigen, empfindlichen Granulozyten möglichst wenig vorgeschädigt. Durch Alterung und nach Phagozytose werden sie nämlich klebrig und agglutinieren [4, 7]. Dadurch kann wiederum eine Abnahme lebender Keime bei Zählung der Koloniebildner vorgetäuscht werden, wenn mehrere Granulozyten zusammen nur eine Kolonie bilden, obwohl sich noch mehrere lebende Keime in ihnen befinden. Die Granulozyten müssen vor der Gußplatte osmotisch zerstört werden. Als Konsequenz daraus wurde bei der Blutbakterizidie für das Gußplattenverfahren eine Relation von einem Keim auf 100 Granulozyten gewählt; für die mikroskopische Bewertung der Phagozytoserate mußten ca. 5 Keime auf

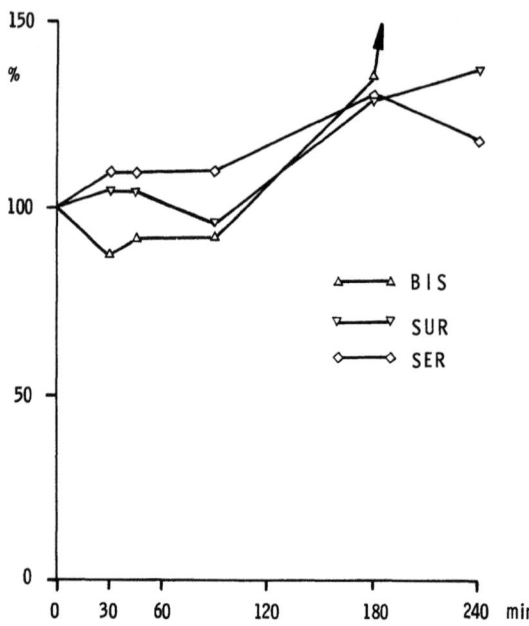

Abb. 1. Serumkonserven mit E. coli: Die Zahl der Koloniebildner in Prozent vom Ausgangswert wurde gegen die Zeit aufgetragen. Je nach Konserve verschiedene bakteriostatische Effekte

einen Granulozyten gegeben werden, dafür wurde aber die Versuchsdauer auf 20 min begrenzt, um das Verklumpen der Granulozyten zu vermeiden, was die Auswertung erheblich stören würde.

Versuche mit Coli und Klebsiella in SerKons mit und ohne Frischserum

Coli bzw. Klebs, die sich als serumsensibel erwiesen hatten, wurden aus einer 16-h-Bouillon gewaschen und in der Endkonzentration von 10^4/ml mit drei verschiedenen Serumkonserven, Biseko (BIS), Seretin (SER), Schura (SUR) 4 h lang im Schüttelwasserbad bei 37° C bebrütet. Sofort nach 30, 60, 120, 180 und 240 min wurden je drei Gußplatten mit einer geeigneten Einsaat von 30–300 Kolonien gegossen. Mindestens zwei Versuchsansätze wurden aus je zwei Chargen der einzelnen SerKons angelegt. Die Mittelwerte der Ergebnisse wurden in einem Koordinatensystem eingetragen, dessen Ordinate die Koloniezahlen in Prozent vom Ausgangswert, die Abszisse die Inkubationszeit angeben. Abbildung 1 und 2 zeigen nach einer 90minütigen Latenzphase oder Hemmung die Zunahme der Keime, was mangels Komplement nicht anders zu

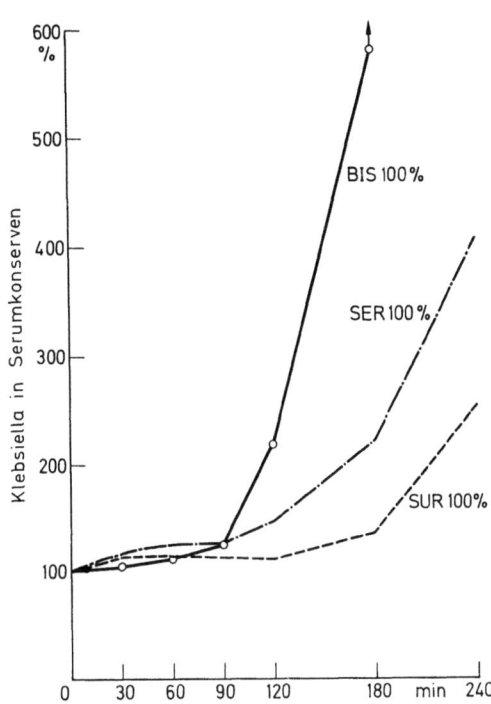

Abb. 2. Serumkonserven mit K. pneumoniae: Verhalten analog zu Abb. 1

erwarten war. Die Unterschiede könnten am Transferringehalt bzw. an der freien Eisenbindungskapazität (EBK) liegen.

Tabelle 1 gibt Aufschluß über den Gehalt der SerKons an IgA, G und M, an Eisen (Fe), freier Eisenbindungskapazität (EBK), totaler EBK (TEBK) und Transferrin (Tf). Alle drei Konserven verfügen über eine freie EBK, BIS weniger als SER und SUR. Bei SUR liegen die IgA, G, M sowie Tf in doppelter bis dreifacher Menge gegenüber BIS und SER vor! Das ließ darauf schließen, speziell die dreifachkonzentrierte Ig-M-Fraktion könne bei SUR Vorteile in der Abwehr gegen gramnegative Keime ergeben.

Die gleichen Versuche wurden parallel mit Zusatz von Frischserum (FS) durchgeführt. 100% FS diente als Kontrolle, ebenso in 0,9% NaCl verdünntes FS. FS gesunder Erwachsener tötete den Colistamm in 30 min vollständig ab, 10%iges FS in 60 min.

Keine der drei SerKons mit 10% FS-Zusatz verbesserte die Wirkung von 10% FS in NaCl. Lediglich BIS zeigte mit 10% FS eine Abtötungsrate von Coli, die unter Berücksichtigung der Schwankungsbreite dieser Methode derjenigen von 10% FS in NaCl gleichkam. SER beeinträchtigte vermutlich, SUR jedoch sicher die Wirkung von 10%igem FS (Abb. 3).

Tabelle 1. Eisen, Eisenbindungskapazität und totale Eisenbindungskapazität in µg/dl bzw. Transferrin und Immunglobuline in mg/dl von drei Serumkonserven

Präparat Chargen-Nr.	IgG	IgA	IgM	Fe	EBK	TEBK	Tf
BIS							
201 038	1035	187	71	130	87	217	224
201 018							
201 058	1285	198	89	162	41	203	215
SUR							
50 106	1974	>350	226	261	220	481	460
50 105	1974	>350	243	440	208	648	566
SER							
446 070	1083	157	77	20	172	192	182
446 008	847	160	71	20	162	182	177

Noch deutlicher wird dieser Sachverhalt, wenn die gleichen Versuche mit 2,5% FS in SerKons ablaufen (Abb. 4).

BIS behinderte die Abtötung von Coli durch 2,5 FS kaum, SER und SUR hoben die FS-Wirkung auf. Die Keime vermehrten sich sogar ab 180 min stärker als in reinem SER bzw. SUR, so als wenn FS Wuchsstoffe enthielte. 2,5% FS in physiologischer Kochsalzlösung brauchte zur vollständigen Abtötung von Coli 120 min.

Bei Klebsiella verliefen die gleichen Versuche ähnlich.

Von reinem FS wurde dieser Klebsiellastamm innerhalb 30 min zu mehr als 99% abgetötet (Abb. 5). Einige Keime überlebten. Bei 10% FS in NaCl war die bakterizide Wirkung nach 120 min am stärksten (über 99%), die bakteriostatische hielt bis zu 4 h an. Keine SerKons mit Zusatz von 10% FS verbesserte die Wirkung von 10% FS in NaCl; BIS und SER verschlechterten sie zumindest nicht im Gegensatz zu SUR.

5% FS in physiologischer NaCl drückte die Koloniezahl von Klebs innerhalb 2 h unter 10% der Ausgangskeimzahl, ebenso wie die Mischung von 5% FS in BIS. SER und SUR hoben wiederum die Wirkung des 5%igen FS auf und wirkten in dieser Mischung wuchsfördernd (Abb. 6).

Es lag nahe, diesen negativen Einfluß auf einen Komplementverbrauch durch aggregierte Immunglobuline zurückzuführen, der bei dem Produkt SUR mit dem vermehrten Beta- und Gammaglobulingehalt am stärksten zum Tragen kam.

Die SerKons wurden deshalb im Verhältnis 1:1 mit Meerschweinchenserum als CH 100-Standard bzw. mit FS-human gemischt. Die Komplementaktivität dieser 6 Proben wurde verglichen mit einer Mischung von Meerschweinchen-

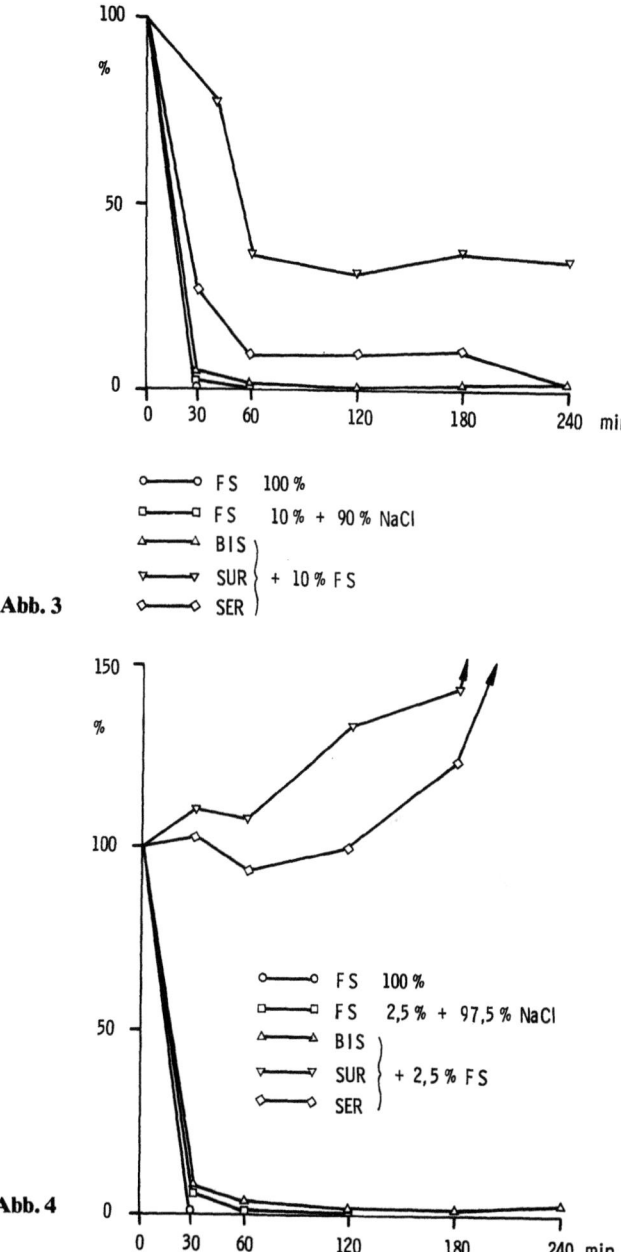

Abb. 3, 4. Serumkonserven mit E. coli in reinem und in verdünntem Frischserum im Vergleich zu Frischserum-Serumkonservenmischungen: Keine Verbesserung des FS durch SerKons, teilweise Aufhebung der Bakterizidie und der Bakteriostase

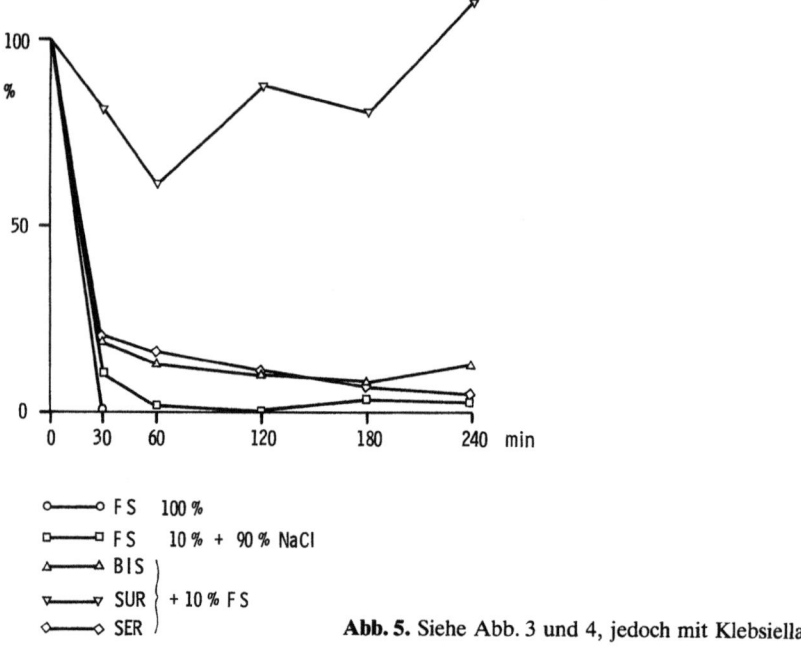

○——○ FS 100%
□——□ FS 10% + 90% NaCl
△——△ BIS ⎫
▽——▽ SUR ⎬ + 10% FS
◇——◇ SER ⎭

Abb. 5. Siehe Abb. 3 und 4, jedoch mit Klebsiella

Tabelle 2. Prozentualer Verlust an Komplementaktivität bei Mischung von Meerschweinchenserum-Standard und von frischem Humanserum jeweils mit 3 Serumkonserven im Verhältnis 1:1 bzw. mit physiologischer Kochsalzlösung bestimmt mit dem Plattendiffusionsverfahren (Agarplatten, die sensibilisierte Schaferythrozyten enthalten, der Fa. Biotest). 1) Quantiplate K, Kallestat, Minnesota
Mittelwerte aus je 10 Versuchen und je 2 oder mehr Chargen der Serumkonserven

Komplementverlust in % bei Mischung zu gleichen Teilen von *Meerschwein*chen-Standard mit	BIS	SER	SUR
	0,3	35,7	27
bzw. von *Humanserum*, frisch, wenn Meerschwein-Standard bzw. Humanserum, frisch mit 0,9% NaCl zu gleichen Teilen gemischt 100% ergeben	0	14	20,2

Standard bzw. von FS mit 0,9% NaCl zu gleichen Teilen mit Hilfe des Plattendiffusionsverfahrens (Quantiplate K). Zusätzlich wurden diese Versuche nach Dialyse der SerKons gegen Hanksche Lösung, die Ca^{++} und Mg^{++} enthält, durchgeführt.

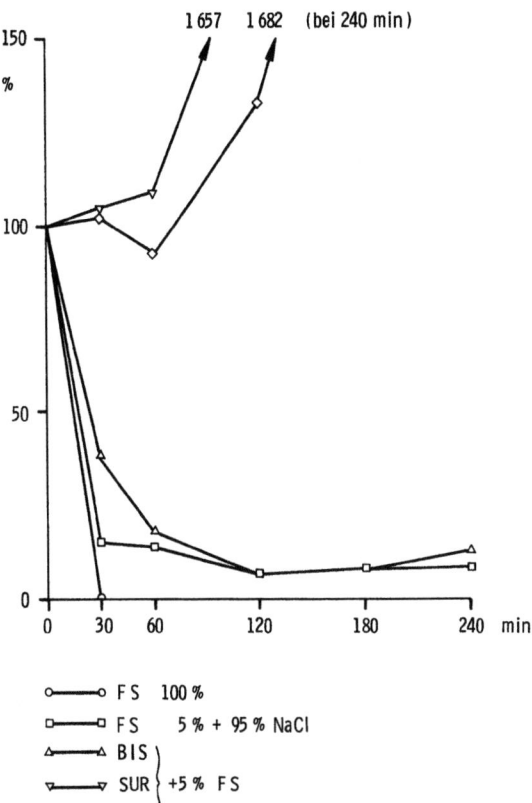

Abb. 6. Siehe Abb. 3 und 4, jedoch mit Klebsiella

In Tabelle 2 ist der Verlust an hämolytischer Aktivität des Meerschweinchenserums sowie des FS infolge unspezifischen Komplementverbrauchs durch SerKons in Prozent dargestellt. Während das Produkt BIS nicht antikomplementär ist, verbrauchen SER und SUR ca. 25% des Komplements, wenn sie zuvor dialysiert waren, 30–50% bei Mischung mit Meerschweinchen- bzw. mit Humanfrischserum ohne Dialyse (nicht in Tabelle 2).

Blutbakterizidie-Gußplattenmethode

Wenn schon die SerKons die Serumbakterizidie nicht positiv beeinflußten, könnten sie doch die Blutbakterizidie durch Opsonisierung der Keime begünstigen. Folgender Versuchsablauf wurde gewählt:
10^4 Klebs wurden 15 min bei 37° C in je 1 ml SerKons inkubiert, dann zweimal

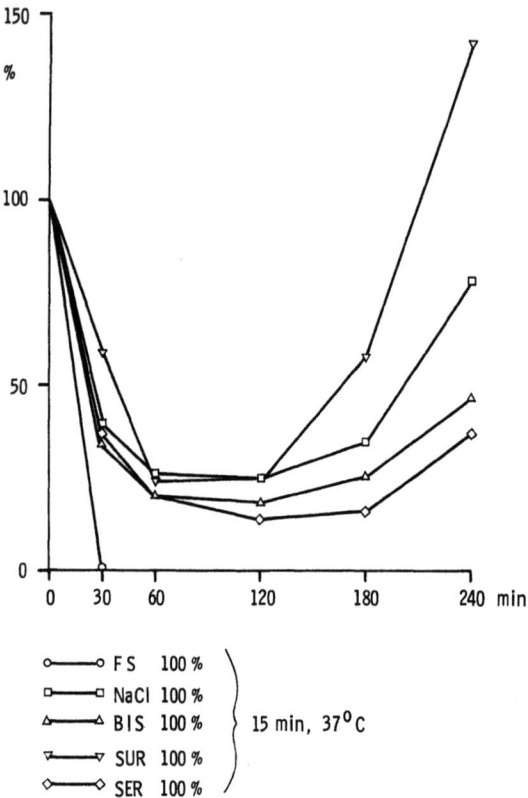

Abb. 7. Klebsiella in SerKons allein, vorinkubiert; Blutbakterizidie

gewaschen und zweimal gewaschenen Blutkörperchen im Verhältnis von 1 Keim auf 100 Granulozyten angeboten (Abb. 7). Diesem Versuch ohne Komplement (C') lief ein weiterer parallel, bei dem nach 10 min Vorinkubation für 5 min 5% FS als Komplementquelle zugegeben wurde. Hierbei zeigte sich die Abhängigkeit der Phagozytose gramnegativer Stäbchen vom Komplement. Bei Abb. 7 fehlte C': keine SerKons begünstigte die Abtötung über die Eigenleistung der Granulozyten und Monozyten hinaus.

Bei Abb. 8 waren die Klebs während der Opsonisierung in SerKons für 5 min 5% Frischplasma ausgesetzt: Alle drei SerKons beschleunigten deutlich die Abtötung gegenüber der Probe ohne Zusatz von SerKons. Es muß aber neben der Abtötung auch eine durch Frischserum geförderte Keimvermehrung stattgefunden haben, da nach Vorinkubation in 0,9% NaCl allein (Abb. 7) die Keime von den Granulozyten schneller vermindert wurden. 2 von 3 SerKons haben aber mit 5% FS eindeutig schneller als ohne FS die Koloniebildner

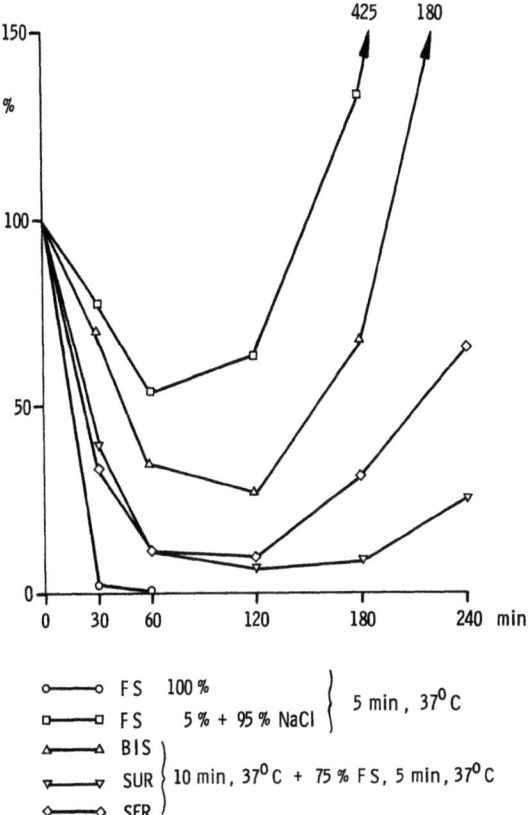

Abb. 8. Klebs, in SerKons und 5% Frischserum vorinkubiert, als Kontrolle in 100% FS bzw. in 5% FS vorinkubiert, wurden gewaschenem Blut beigegeben. Beim Vergleich von Abb. 7 und 8 fällt auf, daß die Leistung von Granulozyten gegen Klebs ohne Einwirkung von Antikörpern (Abb. 7: 100% NaCl) nur von 2 SerKons in Abb. 8 unter Mitwirkung 5% FS: 90%ige Abtötung innerhalb von 60 min übertroffen wird

reduziert. Die Probe mit Vorinkubation für 5 min in 100%igem Frischplasma wurde jedoch nicht erreicht, da sie mehr Komplement enthielt und die Antikörper offenbar eine größere Avidität aufweisen.

Phagozytosetests

Um die Opsoninwirkung besser verdeutlichen zu können, wurden die folgenden Phagozytosetests mit Coli und Klebs so angesetzt, daß der unspezifische Komplementverbrauch durch SerKons ausgeschaltet war:

Tabelle 3. Mittelwerte der Phagozytoseraten in Versuchen mit Coli und Klebs

	Plasma	NaCl	SER	SUR	BIS	OPSONIN
5 Coli/Granulozyt	90	1,5	35	34	32	Phagozytoseraten in %
10 Klebs/Granulozyt	74	31	67	46	45	nach 12 min

Coli bzw. Klebs wurden 30 min in je 1 ml SerKons inkubiert, zur Kontrolle in Frischplasma und 0,9% NaCl, anschließend gewaschen und frischem Blut mit 10% Restplasma in 90% physiologischer Kochsalzlösung zugesetzt. In der 8. sowie in der 16. Minute wurden Ausstriche angefertigt. Nach Färbung mit Methylenblau wurde die Phagozytoserate bestimmt, indem mindestens 200 Granulozyten bei 1000facher Vergrößerung von zwei verschiedenen Beobachtern gewertet wurden.

In der Tabelle 3 sind die Mittelwerte der Phagozytoseraten nach 12 min von 2 Versuchen mit einem mukösen Colistamm und mit Klebs dargestellt.

Es konnten unzweideutig funktionsfähige Antikörper demonstriert werden, da die Raten von Keimen, die in 0,9% NaCl vorinkubiert und Blut mit 10%igem Restplasma angeboten waren, weit darunter blieben.

Dieser Versuch zeigte auch, daß für eine rasche Phagozytose dieser gramnegativen Keime innerhalb von 15 min relativ viele Antikörper und viel Komplement nötig sind. Vorversuche mit 5% Restplasma hatten keinerlei opsonisierende Wirkung von vorinkubierten Coli innerhalb von 15 min gezeigt. Vorversuche mit gleichzeitiger Mischung von 10% Frischplasma und 90% SerKons zu Coli und Granulozyten ließen ebenfalls jeglichen phagozytosefördernden Effekt vermissen, den man zumindest von der SerKons BIS erwartet hätte, die keinen unspezifischen Komplementverbrauch im Hämolyse-Test gezeigt hatte. Vermutlich müßte die Inkubationszeit verlängert werden, um die geringere Avidität der Antikörper in SerKons zu kompensieren.

Diskussion

Die Vorstellung, SerKons enthielten gegen häufig vorkommende pathogene Keime Antikörper, deren Funktion in Bezug auf die Bakterizidie noch voll erhalten ist, war falsch. Der Nachweis einer antikomplementären Wirkung von zwei Produkten (die nicht mit Propiolacton behandelt sind, SER und SUR), wie auch die im Vergleich zu Frischserum schwache opsonisierende Leistung lassen vermuten, daß ein Großteil der Antikörper gegen Coli und Klebs aus der labilen IgM-Klasse ihre biologische Leistungsfähigkeit teilweise oder gänzlich eingebüßt haben. Speziell für die Bakteriolyse ist IgM um ein mehrfaches stärker als IgG. Opsonisierung und damit Förderung der Blutbakterizidie

durch Granulozyten konnten durch intakte und teilweise aggregierte IgG-Präparate nachgewiesen werden, durch enzymatisch gespaltene Gammaglobuline aber eine Hemmung [1]. Chemisch bzw. thermisch veränderte Immunglobuline in den SerKons könnten also auch paradoxe Wirkungen zeigen.
Obwohl die Absicht bestand, die Versuchsbedingungen den Verhältnissen in vivo anzugleichen, mußte bei Prüfung der Serumbakterizidie die Frischserummenge aus technischen Gründen in einem Ausmaße reduziert werden, das bei Patienten nur in Extremfällen nach Blutungen und Transfusionen vorkommt. Ansonsten wäre wegen der raschen Bakterizidie durch konzentrierteres FS keine additive Wirkung durch SerKons mehr meßbar gewesen. Erst durch diese Versuchsanordnung kam die antikomplementäre Wirkung zweier SerKons zum Tragen, die bei kleinen Transfusionen klinisch wohl bedeutungslos sein dürfte.
Auch die Keimeinsaaten waren nach technischen Erwägungen gewählt worden, da sowieso nicht bekannt ist, wieviele Coli oder Klebsiellen im Einzelfall bei Sepsis und Bakteriämie in den Kreislauf gelangen. Folgende Versuche zeigten, welchen Einfluß die Keimmenge bzw. die Serummenge haben können: Bei einem Verhältnis von 8–10 Coli je Granulozyt (statt 4–5) erreichte die Phagozytoserate nach Vorinkubation in SerKons bereits in 15 min die Rate von Coli, die in Frischserum vorinkubiert waren. Und selbst Coli, die in Kochsalz vorinkubiert und Blut mit 10% Restplasma ausgesetzt waren, erreichten Phagozytoseraten über 5%. Damit wäre ein Qualitätsvergleich sehr erschwert worden.
Bei Vorinkubation von gleichen Mengen Coli, ca. 15 Millionen, in 0,5 ml SerKons war die Opsoninwirkung von SUR deutlich der von SER und BIS überlegen, in 1,0 ml gleich (Tabelle 3): bei Vorinkubation in 1,5 ml SerKons im gleichen Versuchsansatz und bei gleichem Blut war bei SUR ein deutlicher Rückgang der Phagozytoserate, bei SER und BIS eine Steigerung zu verzeichnen. Sollte beim Produkt SUR mit der doppelten IgG-Menge hier ein Prozonenphänomen vorliegen?
Schlußfolgerungen für die Klinik können aus diesen Versuchen nur mit Vorbehalt gezogen werden. Bei der Bekämpfung des septischen Schocks sollte, wenn möglich, frisch gefrorenes Plasma oder Warmblut den Serumkonserven vorgezogen werden. Bei der parenteralen Ernährung ist *den* SerKons der Vorzug zu geben, bei denen die meisten Erkenntnisse über erhaltene biologische Funktionen der Einzelproteine vorliegen. Die hier vorgestellte Versuchsanordnung ermöglicht den Vergleich der Opsoninwirkung gegen Enterobakterien durch Umgehung der antikomplementären Wirkung bei zwei der drei im Handel erhältlichen Produkte. Weitere Untersuchungen sollen klären, welche Elektrolytänderungen und welche Fraktionen der SerKons für günstige bzw. für störende Wirkungen verantwortlich sind, bevor eine endgültige Beurteilung erfolgen kann.

Zusammenfassung

Über die Fähigkeit von Serumkonserven, die Infektabwehr zu fördern, liegen im Gegensatz zu Gammaglobulinen wenige Erkenntnisse vor. Drei verschiedene Präparate förderten in Mischungen mit Frischserum nicht dessen Bakterizidie gegen E. coli und K. pneumoniae, ebensowenig die Bakterizidie von Frischblut oder die Phagozytose, wenn alle Komponenten gleichzeitig inkubiert wurden. Nach Vorinkubation und Waschen der Keime ließ sich eine Förderung der Blutbakterizidie und der Phagozytose durch Serumkonserven nachweisen, wenn kleine Frischserummengen als Komplementquelle anwesend waren. Bei zwei Präparaten war sowohl im Bakterizidietest eine Hemmung des Frischserums als auch ein Komplementverbrauch im Hämolysetest (CH 100-Methode) zu beobachten. Weitere Untersuchungen werden klären, welche Elektrolytänderungen und welche Fraktionen der Präparate für störende bzw. fördernde Einflüsse verantwortlich sind.

Literatur

1. Eibl M, Friers G (1978) Hemmung der Opsonisierung von E. coli durch enzymatisch gespaltene Gammaglobuline. Wien Klin Wochenschr 90:717
2. Henkel W (1970) Serumresistenz und Nephropathogenität antigenetisch definierter Stämme von E. coli. Z Med Mikrobiol Immunol 156:44
3. Spiess H (Hrsg) (1977) Immunglobuline in Prophylaxe und Therapie. Deutsches Grünes Kreuz, Marburg
4. Stossel TP (1974) Phagocytosis. N Engl J Med 290:833
5. Topley and Wilson's Principles of Bacter., Vir. and Immun. 1975, vol 1, p 276
6. Topley and Wilson's Principles of Bacter., Vir. and Immun. 1975, vol 2, p 331
7. Williams RC, Fudenberg HH (eds) (1972) Phagozytic mechanisms in health and disease. Thieme, Stuttgart

Intravenöse Immunglobuline, proteinchemische und immunbiologische Charakterisierung der verschiedenen Präparattypen

W. Stephan

Einleitung

Die intravenöse Applikation eines Immunglobulinpräparates ist der intramuskulären überlegen, da bei intramuskulärer Applikation erst nach ca. 5 Tagen der maximale Serumspiegel erreicht wird, während bei intravenöser Applikation gleich zu Beginn hohe Immunglobulinkonzentrationen zur Verfügung stehen [3]. Hinzu kommt, daß die intramuskuläre Applikation auf ein geringes Volumen beschränkt ist. Eine erfolgversprechende Immunglobulintherapie ist jedoch nur bei hoher Dosierung möglich. Darüber hinaus muß bei intramuskulärer Applikation ein Resorptionsverlust von bis zu 50% berücksichtigt werden.

Die Schwierigkeit, intravenöse Immunglobulinpräparate herzustellen, beruht nach Barandun [1] darauf, daß Immunglobuline durch Fraktionierprozesse denaturiert und antikomplementär wirksam werden. Diese antikomplementäre Aktivität führt durch unspezifische Aktivierung des Komplementsystems zur Freisetzung von C3- und C5-Bruchstücken, die z. T. schwere Unverträglichkeitsreaktionen, insbesondere bei Antikörpermangelzuständen, bewirken.

Durch diese Beobachtungen wurde der Weg zur Beseitigung der antikomplementären Aktivität und damit zu intravenös verträglichen Immunglobulinpräparaten gezeigt: Es galt, die denaturierten Stellen des Fc-Teils des IgG-Moleküls zu eliminieren bzw. abzuschirmen. Hierzu wurden zahlreiche Methoden

Tabelle 1. Herstellung von Immunglobulin zur intravenösen Anwendung

Behandlungsart	Agens	Literatur
Enzym	– Pepsin	[10]
	– Plasmin	[11]
Chemische	– β-Propiolacton	[12]
	– Sulfit; Tetrathionat	[7]
pH	– Säure	[2]
Temperatur	– 56°C	[13]
Fraktionierung	– Polyäthylenglykol/HES	[9]

entwickelt, die in Tabelle 1 zusammengefaßt sind. Diese Herstellungsmethoden haben zu einer Reihe von Immunglobulinpräparaten geführt, von denen fünf Präparate klinisch eine Rolle spielen.

Methoden zur Herstellung von intravenösen Immunglobulinpräparaten

Fraktionierung mit Polyäthylenglykol-Hydroxyäthylstärke

Durch Polyäthylenglykol (PEG) sollen die besonders unverträglichen IgG-Aggregate aus dem bei der Cohnschen Alkoholfraktionierung anfallenden Immunglobulingemisch ausgefällt werden, wobei Hydroxyäthylstärke (HES) zum Schutz des monomeren IgG-Anteils zugesetzt wird. Ob diese Abtrennung tatsächlich quantitativ erfolgt, scheint aufgrund der Messung der antikomplementären Aktivität zur Zeit noch nicht gesichert zu sein.

Enzymatischer Abbau mit Pepsin

Der Pepsinabbau zerlegt den Fc-Teil des IgG-Moleküls in dialysierbare Peptide, so daß der Hauptbestandteil des Endprodukts das F (ab')$_2$-Fragment ist.

Enzymatischer Abbau mit Plasmin

Die Behandlung von IgG mit Plasmin liefert ein Molekülgemisch, das aus Fab- und Fc-Fragmenten sowie den plasminresistenten IgG-Subgruppen IgG2 und IgG4 besteht.

Säurehydrolyse bei pH 4

Schonender als der enzymatische Abbau verläuft die Behandlung von IgG mit Salzsäure bei pH 4. Ob das Problem der Reaggregation jedoch durch diese Methode restlos gelöst ist, scheint aufgrund der Messung der antikomplementären Aktivität noch fraglich.

Chemische Modifizierung mit β-Propiolacton

Die chemische Modifizierung von IgG mit β-Propiolacton beseitigt die antikomplementäre Aktivität durch Einführung von 6 Hydroxypropionyl-Resten pro IgG-Molekül [15]. Die Modifizierung greift ausschließlich an Lysinamino-

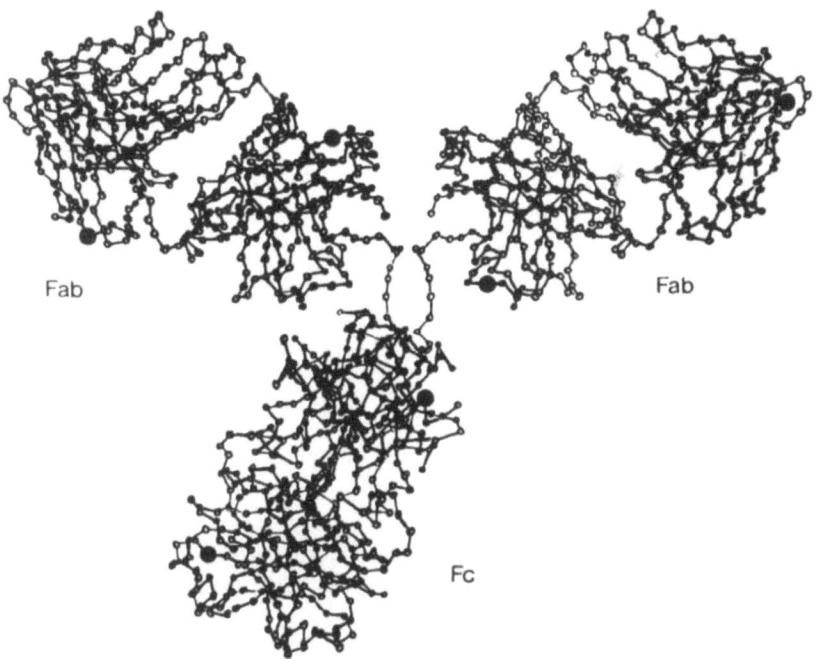

Abb. 1. Modell für β-propiolactonbehandeltes i. v. Immunglobulin.

● = $OH-(CH_2)_2-\underset{\underset{O}{\|}}{C}-\underset{H}{N}-\text{Protein}$

gruppen an und verteilt sich gleichmäßig über das IgG-Molekül, wie in Abb. 1 modellartig skizziert. Die kleinen, an beweglichen Lysinseitenketten stehenden stabilisierenden Schutzgruppen stellen offenbar ein sehr schlechtes immunogenes Motiv dar, da auch bei Langzeitapplikation von β-propiolactonbehandeltem i. v. Immunglobulin keine Sensibilisierung eintritt [5].

Prüfung der Präparate

Die nach den skizzierten Methoden hergestellten Handelspräparate wurden einer vergleichenden Prüfung unterzogen, wobei im einzelnen folgende Parameter untersucht wurden:
- antikomplementäre Aktivität nach der Methode von Kabat und Mayer [4],
- Immunglobulinzusammensetzung mit der radialen Immundiffusion [6] unter Verwendung von Fertigplatten der Firma Kallestad/Biotest,
- Molekulargewichtsverteilung durch Gelfiltration an Ultrogel ACA 34 (Pharmacia, Upsala),

- Antikörperaktivität in vitro durch passive Hämagglutination [8], Hämagglutinationshemmung und Komplementbindungsreaktion,
- Antikörpertestung in vivo durch Mäuseschutzversuche unter Verwendung von Influenza-A_2-Taiwan-Viren [4].

Die In-vitro-Antikörperbestimmungen erfolgten im Hygieneinstitut der Universität Frankfurt a. M., die Mäuseschutzversuche wurden zusammen mit dem Battelle-Institut Frankfurt a. M., die übrigen Untersuchungen in den proteinchemischen Laboratorien von Biotest durchgeführt.

Alle Prüfchargen befanden sich zum Zeitpunkt der Untersuchung innerhalb der Gewährleistungszeit.

Ergebnisse und Diskussion

Antikomplementäre Aktivität

Die Werte für die antikomplementäre Aktivität sind in Tabelle 2 zusammengestellt. Für pepsingespaltenes und β-propiolactonbehandeltes IgG wurden Werte gefunden, die vergleichbar sind mit der NaCl-Kontrolle. Eine deutlich erhöhte antikomplementäre Aktivität zeigt das PEG/HES-IgG, dessen antikomplementäre Aktivität bei Erhitzen der Lösung auf das hundertfache ansteigt. Einstündiges Schäumen verändert bei allen Präparaten die antikomplementäre Aktivität nicht.

Molekulargewichtsverteilung

Die Ergebnisse der Gelfiltration sind in Tabelle 3 zusammengestellt. Der Polymer-Gehalt (Molekulargewicht > IgG-Dimere) der Präparate ist gering. Es besteht überraschenderweise kein eindeutiger Zusammenhang zwischen Aggregatgehalt und antikomplementärer Aktivität, wie er immer wieder diskutiert wird. Es scheint so zu sein, daß enzymatisch behandelte bzw. chemisch modifizierte Aggregate nicht antikomplementär sind.

Immunglobulinzusammensetzung

Die Ergebnisse der Tabelle 4 zeigen für das peptisch gespaltene Immunglobulin einen zu hohen IgG-Wert; dies hängt offenbar damit zusammen, daß F(ab')$_2$-Fragmente mit Anti-IgG ein diffuses, schlecht auswertbares Präzipitat geben.

Tabelle 2. Antikomplementäre Aktivität von i. v. Immunglobulin (µI Komplement (1:30) pro mg Protein)

Präparatetyp	Charge	Ausgangswert	20 min 63° C	1 h Schütteln
Pepsin	420153	6	6	6
	420125	6	6	6
Chemisch modifiziert	402118	8	11	8
(β-Propiolacton)	402128	6	8	6
Plasmin	183	9	11	9
	p1176A	13	47	13
pH_4	8.360	17	3400	20
PEG/HES	80198	61	5820	73
	80175	131	17580	131
Serum		0	0	0

Tabelle 3. Molekulargewichtsverteilung von i. v. Immunglobulin (Ultrogel AcA 34)

Herstellungsmethode	Polymere (%)	Dimere (%)	Monomere (%)	F(ab')$_2$ (%)	Fab+Fc (%)	Peptide (%)
Pepsin (420153)	3,4	6,1	13,3	66,6	–	10,5
Plasmin (P 1176 A)	–	2,2	36,5	2,2	38,8	20,3
Chemisch modifiziert (402128)	2,8	12,2	85,0	–	–	–
HCl, pH_4 (8.360.015.0)	3,5	13,0	83,5	–	–	–
PEG/HES (80175)	3,5	12,8	83,6	–	–	–

Tabelle 4. Immunglobulinkonzentration in i. v. Immunglobulinen

Präparatetyp		IgG	IgA (mg/100 ml)	IgM	Gesamt-Protein (g/100 ml)
Pepsin	(420153)	6720	Negativ	Negativ	5,3
Chemisch modifiziert	(402118)	5100	41	9	5,3
Plasmin	(183)	6060	20	30	5,4
pH 4	(8.360)	2700	66	12	3,0
PEG/HES	(80175)	4380	132	52	4,6

Passive Hämagglutination

Die Ergebnisse der Tabelle 5 zeigen für alle Präparate gleiche Antikörpertiter gegen E. coli, Pseudomonas aeruginosa und Klebsiellen. Im Gegensatz hierzu stehen die In-vivo-Befunde von Tata und Werner [16], die für β-propiolactonbehandeltes IgG (CHIg) einen deutlich besseren Schutzeffekt nachweisen konnten als für das peptisch behandelte (pHIg) IgG-Präparat (Abb. 2). Dies ist ein Hinweis darauf, daß In-vitro-Titer keinen direkten Rückschluß auf die In-vivo-Wirksamkeit eines Immunglobulinpräparates erlauben.

Tabelle 5. Antikörper gegen Bakterien (passive Hämagglutination)

Präparatetyp	E. coli	Pyocyaneus (reziproke Titer)	Klebsiellen
Pepsin	40–80	40–80	40
Chemisch modifiziert	40	80	20–40
Plasmin	40–80	40–80	20–40
pH 4	40	40	20
PEG/HES	40–80	80	20–40

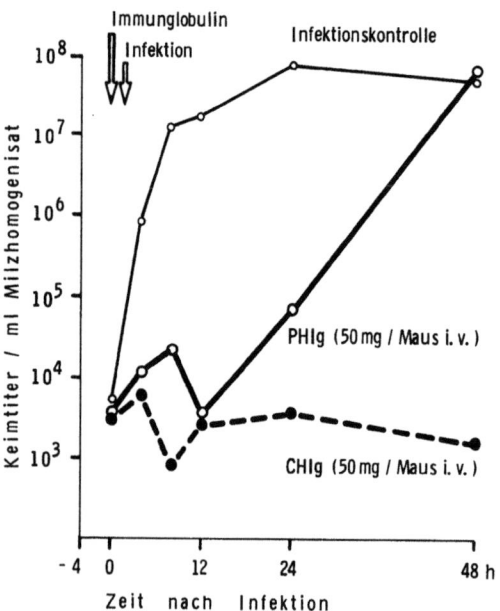

Abb. 2. Keimtiterverlauf in der Milz nach subletaler Infektion der Maus (Nach Tata u. Werner [16])

Hämagglutinationshemmung

In dieser Technik wurden Titer gefunden (Tabelle 6), die bei den einzelnen Präparatetypen ähnlich sind, wenn man auch den Eindruck hat, als befänden sich sowohl das pH-4-Produkt als auch das plasminabgebaute Präparat am Ende der Aktivitätsskala.

Mäuseschutzversuche unter Verwendung von Influenza-A_2-Taiwan-Viren

Angeregt durch die Erfahrungen von Tata und Werner bezüglich der bakteriellen Antikörper, haben wir ein Mäusemodell ausgearbeitet, um die In-vivo-Wirksamkeit verschiedener i. v. Immunglobulinpräparate bei viralen Infektionen zu testen. Hierzu wurden 10 ml der zu untersuchenden Immunglobulin-

Tabelle 6. Antikörper gegen Influenzaviren (Hämagglutinationshemmung)

Präparatetyp	A_2-Taiwan	A_2-Hongkong (reziproke Titer)	B-Hongkong
Pepsin	320	20–40	40–80
Chemisch modifiziert	320	20–40	40
Plasmin	80–160	20–80	10–20
pH 4	160	20	20–40
PEG/HES	320	20–40	80

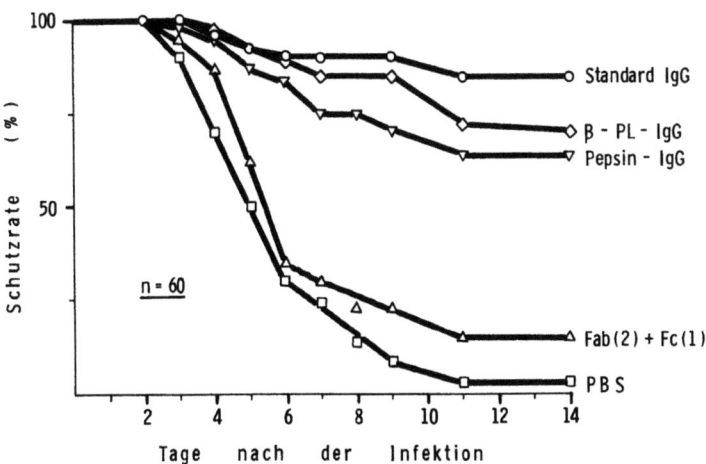

Abb. 3. Schutzrate von Mäusen nach Infektion mit Virusantikörperkomplexen

probe in einer Konzentration von 4,5 mg pro 100 ml zusammen mit 0,1 ml einer standardisierten Virussuspension inkubiert, die ca. 3×10^7 hämagglutinierende Einheiten von Influenza-A_2-Taiwan-Viren pro ml enthielt. Die Infektion wurde per inhalationem durchgeführt. Jede Gruppe bestand aus 60 Tieren. Es wurden die Schutzraten in den einzelnen Gruppen ermittelt, die in Abbildung 3 zusammengestellt sind. Standardimmunglobulin intramuskulärer Qualität schützt praktisch alle Tiere. Dicht gefolgt wird dieses Präparat von dem chemisch modifizierten Immunglobulin; in etwas größerem Abstand folgt das pepsinabgebaute Produkt. Fab-Fragmente sind praktisch wirkungslos. Die Prüfung eines Handelspräparates vom Plasmintyp ergab im wesentlichen das gleiche Ergebnis, wie es für die Mischung von Fab- und Fc-Fragmenten erhalten wurde. Alle Präparate wurden aus dem gleichen Standardimmunglobulin hergestellt und zeigten in der Hämagglutinationshemmung gegen Influenza-A_2-Taiwan-Viren einen Titer von $1:80$ ($\pm$ 1 Titer-Stufe).

Komplementbindungsreaktion

Die Ergebnisse der Tabelle 7 zeigen deutliche Unterschiede bei den einzelnen Testpräparaten. Das pepsinabgebaute IgG zeigt infolge des fehlenden Fc-Teils erwartungsgemäß keine Antikörperaktivität, in Übereinstimmung mit der Minderung der In-vivo-Aktivität, die Tata und Werner nachgewiesen haben. Das plasminabgebaute IgG zeigt eine deutliche Minderung der Antikörperaktivität gegenüber dem β-propiolactonbehandelten Produkt, dies in Übereinstimmung mit den tierexperimentellen Befunden. Das PEG/HES-Präparat zeigt Eigenhemmung, ein anderer Ausdruck für antikomplementäre Aktivität.

Zusammenfassung

Alle i. v. IgG-Präparate haben eine spezifischen Zuschnitt. Absolut nativ ist keines der untersuchten Präparate. Es zeigt sich, daß für die Beurteilung der

Tabelle 7. Antikörper gegen Viren (Komplementbindungsreaktion)

Präparatetyp	Varizella	H. simplex	Masern (reziproke Titer)	Zytomegalie
Pepsin	Negativ	Negativ	Negativ	Negativ
Chemisch modifiziert	40	20–40	10	10
Plasmin	10	10	Negativ	Negativ
pH_4	20/EH[a]	40/EH	10/EH	20/EH
PEG/HES	EH	EH	EH	EH

[a] Unterschiedliche Ergebnisse bez. der Eigenhemmung (EH) an verschiedenen Tagen

Wirksamkeit die In-vitro-Antikörpertestung nicht ausreichend ist; die Komplementbindungsreaktion erlaubt hier die relativ beste Differenzierung der einzelnen Präparate. Tierexperimentelle Modelle dagegen sind wesentlich besser zum Wirksamkeitsnachweis geeignet, der letztlich jedoch nur durch kontrollierte klinische Studien bzw. durch eine Sammlung gut dokumentierter Fallberichte zu bringen ist.

Literatur

1. Barandun S (1964) Die Gammaglobulin-Therapie. Chemische, immunologische und klinische Grundlagen. Bibl Haematol 17. Karger, Basel
2. Barandun S, Kistler P, Jeunet F, Isliker H (1962) Intravenous administration of human gamma globulin. Vox Sang 7:157
3. Barandun S, Skvaril F, Morell A (1976) Prophylaxe und Therapie mit Gammaglobulin. Teil I. Schweiz Med Wochenschr 106:533
4. Kabat EA, Mayer MM (1961) Experimental immunochemistry, 2nd edn. Thomas, Springfield
5. Kornhuber B (1979) Intravenöse Immunglobulin-Langzeittherapie bei Kindern. Monatsschr Kinderheilkd 127:20
6. Mancini G, Carbonara AO, Hermans JF (1965) Immunochemical quantitation of antigens by single radial immunodiffusion. Immunochemistry 2:235
7. Masuho Y, Tomibe K, Matsuzawa K, Ohtsu A (1977) Development of an intravenous γ-globulin for intravenous use with Fc activities. I. Preparation and characterization of S-sulfonated human γ-globulin. Vox Sang 32:171
8. Neter E (1956) Bacterial hemagglutination and hemolysis. Bacteria Rev 20:166
9. Schneider W, Wolter D, McCarty LJ (1976) Isolation of non-modified gamma-globulin for intravenous use. Folia Haematol (Leipz) 103:938
10. Schultze HE, Schwick G (1962) Über neue Möglichkeiten intravenöser Gammaglobulin-Applikation. JMW 87:1643
11. Sgouris JT (1967) The preparation of plasmin treated immune serum globulin for intravenous use. Vox Sang 13:71
12. Stephan W (1969) Beseitigung der Komplementfixierung von Gammaglobulin durch chemische Modifizierung mit β-Propiolacton. Z Klin Chem Klin Biochem 7:282
13. Stephan W (1979) Isolation of non-anticomplementary human immunoglobulin by Cohn-fractionation of heated plasma. J Clin Chem Clin Biochem 17:799
14. Stephan W, Dichtelmüller H (1980) Testung der in vivo Wirksamkeit intravenöser Human-IgG-Präparate unterschiedlicher Herstellungsart im standardisierten Mäuse-Schutzversuch. 19. Kongreß der Deutschen Gesellschaft für Bluttransfusion und Immunhämatologie, 28. bis 31. Mai 1980, Linz
15. Stephan W, Fasold H (im Druck) Intravenöses Human-Immunglobulin durch chemische Modifizierung mit β-Propiolacton. Radiochemische Untersuchungen. Arzneim Forsch
16. Tata PS, Werner E (1974) Tierexperimentelle Untersuchungen zur Frage des passiven Schutzes durch intravenöse Immunglobulinpräparate. Res Exp Med 164:175

Die Opsonierung als Kriterium der Immunglobulin-G-Wirkung

K.-D. Tympner

Unter *Opsonierung* versteht man die Veränderung von Zellen die zu einer vermehrten Phagozytose führt. An diesem Vorgang sind *spezifische hitzestabile Antikörper* vom IgG- und IgM-Typ sowie *unspezifische hitzelabile Serum-Komplement-Anteile* maßgeblich beteiligt [2, 5, 12]. Entscheidend wichtig für die Abräumvorgänge im Rahmen einer Infektion ist die Bildung von *Immunkomplexen* durch Bindung vorliegender Immunogene an Immunglobuline für deren Fc-Anteil an den phygozytierenden Blutzellen Rezeptoren vorhanden sind [12]. Die *Phagozytose* selbst läuft in 3 Stufen ab:

– Chemotaxis,
– Opsonierung,
– intrazelluläre Abtötung (D-Granulierung).

Diese Vorgänge sind bei neugeborenen Kindern noch nicht voll entwickelt [5] und können bei Patienten mit Immundefizienzen erheblich gestört sein. Der Körper ist dann nur unter großen Schwierigkeiten in der Lage, Infektionen zu überwinden. Oft ist Hilfe in Form von Antibiose und Immuntherapie mit intravenös verträglichen Immunglobulinen notwendig [9, 19].
Neben rein klinischen Indikationen rechtfertigen immunchemische und weitere biologische Laborergebnisse, wie die Bestimmung der Phagozytoseleistung der Granulozyten [3] den Einsatz von Gammaglobulinen. Verbindet man klinische Erfahrungen mit Meßdaten von Serumspiegelbestimmungen und Prüfungen der unspezifischen zellulären Immunität, so ergibt die Summe dieser Informationen eine breite Basis für eine gut kontrollierbare *antimikrobielle Immuntherapie*. Ziel muß es sein, von der allgemeinen Indikationsstellung zur Gabe von Immunglobulinen irgendwann im Ablauf einer Infektion weg zur gezielten Behandlung mit genauen Proteinmengen aufgrund meßbarer und vergleichbarer Kriterien zu kommen. Eine dieser Möglichkeiten ist die Prüfung der Serumopsonierung als IgG-Wirkung.
Wir untersuchten in einem Phagozytosetest [3] in vitro die Leistungsfähigkeit der Granulozyten unter physiologischen und pathologischen Bedingungen.

Phagozytosetest

Der Test läuft unter Zusatz von Serum (Eigenserum, Pooolserum, Agammaglobulinämieserum) als Komplementspeicher bei einer Temperatur von 37° C ab. In einer genau festgelegten Zahl von Granulozyten werden die angelagerten und aufgenommenen Hefepartikel gezählt und daraus ein *Phagozytoseindex* gebildet. Aus Gründen der Standardisierung und guten Handhabung im Labor verwenden wir Zellen der Bäckerhefe (Saccharomyces cerevisiae). In physiologischer NaCl und unter Zusatz anderer Referenzproteine (Albumin, Transferrin) kann keine Phagozytoseleistung der Granulozyten in vitro nachgewiesen werden. Bei der Standardisierung des Tests ist das Verhältnis von Granulozyten zu Hefepartikeln zu beachten. Da zahlreiche Faktoren, wie beispielsweise Temperaturerhöhungen oder klinisch unerkannt beginnende Infektionen beim Probanden, die Phagozytoseleistung der Granulozyten wesentlich beeinflussen können, haben wir das Schwergewicht bei der Beurteilung des Tests auf Verlaufsbeobachtungen gelegt.

Die altersabhängigen *Normwerte* (Querschnittswerte) unterliegen einer großen Streuung. Längsschnittuntersuchungen ausgehend von einem Leer- oder Ausganswert lassen die Beurteilung der Opsonierung des Serums vor und nach IgG-Gaben zu. Errechnet wird die Steigerung der Phagozytoseleistung in Prozent zum Ausgangswert.

Makrotest

Das von Brandt [3] angegebene Verfahren ist materialaufwendig und wurde deshalb von uns als Makrotest bezeichnet.

Mikrotest

Die von Wehinger und Hofacker [13] angegebene Methode wurde von uns verändert und zu einem Mikrotest entwickelt, zu dessen Durchführung nur 1–2 ml Blut notwendig ist.

Beim Vergleich der Methoden ergab sich eine gute, statistisch gesicherte Übereinstimmung [6]. Neben klinischen Daten und immunchemischen Laborergebnissen, setzen wir diesen Test zusätzlich zur Indikation und Beurteilung der therapeutischen Wirksamkeit von intravenös applizierbaren Immunglobulinen ein.

Zunächst prüften wir in vitro unterschiedliche IgG-Präparationen und stellten fest, daß im Vergleich zu IgG-Spaltprodukten (F(ab)$_2$) intakte IgG-Moleküle mit Fc-Anteil die Phagozytoseleistung der Granulozyten deutlich steigern (Abb. 1) [9–11].

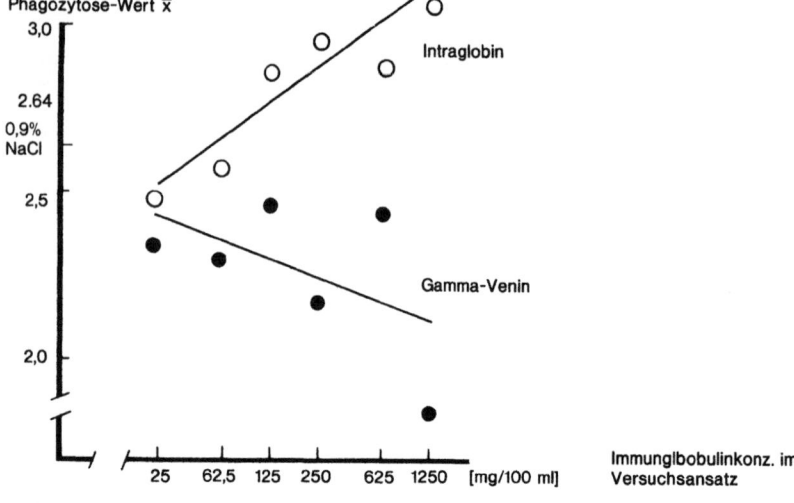

Abb. 1. Einfluß von IgG (*Intraglobin*) *und F(ab')$_2$* (Gamma-Venin) auf die Phagozytose von Saccharomyces cerevisiae durch humane Granulozyten

Die Wirksamkeit von Antikörpern gegen Bakterien ist auf das Zusammenspiel von phagozytierenden Zellen und Serumkomplement angewiesen [12]. Das konnte erneut von Menzel et al. [8] an der Phagozytose und intrazellulären Abtötungsleistung von E. coli in humanen Granulozyten gezeigt werden. Oberflächenrezeptoren von Granulozyten und Makrophagen erkennen und fixieren Komplement und die Antikörper anhand des Fc-Teils des IgG-Moleküls. Durch diesen Vorgang wird die Phagozytoseleistung entscheidend beeinflußt [12].

Immunglobuline werden zur *Ersatz-* oder *unterstützenden Therapie* bei der Überwindung akut-septisch-toxischer Infektionen eingesetzt (Tabelle 1). Als Grundlage der Behandlung von Immunmangelzuständen gilt es, den Körper bei der Überwindung und Beseitigung dieser Störung zu unterstützen. Dabei stellt sich die Frage, welchen Stellenwert die Immuntherapie mit intravenös verträglichen Immunglobulinen hat.

Die *Wirksamkeit* von Immunglobulinen im Körper ist davon abhängig, ob zur rechten Zeit ausreichende Mengen von Antikörpern verfügbar sind. Ein gefeiter, immuner Organismus ist gegen Infektionen geschützt. Die Verfügbarkeit von Immunglobulinen kann durch zahllose Ursachen beeinflußt werden, die bei der klinischen Anwendung berücksichtigt werden müssen. Einige Gründe sind das Lebensalter, die Krankheitsdauer, die Art der Infektion, die Fähigkeit des Körpers zur physiologischen Immunantwort, die Stoffwechsellage und die Kreislaufsituation [9].

Tabelle 1. Die Übersicht zeigt an einem unausgewählten Krankengut einer Kinderklinik, bei welchen Erkrankungen Immunglobuline intravenös zugeführt werden [9]

Klinische Indikationen zur IgG-(Intraglobin-F)-Gabe				
1. B. Roswitha	03.07.44	Rez. Herpesviren-Inf.		5,0 g
2. P. Marlon	27.09.73	Asthma bronchiale		5,0 g
3. M. Walter	01.03.68	*Neuroblastom*	2 ×	5,0 g
4. Sch. Alexander	21.02.75	*Asthma bronchiale*		5,0 g
5. K. Raimund	31.12.57	*Agammaglobulinämie*	6 ×	5,0 g
6. M. Claudia	27.03.73	ALL		5,0 g
7. Sch. Peter	05.05.77	*Staph.-Sepsis*		5,0 g
8. M. Gertrud	29.01.74	Hämangiopericytom		2,5 g
9. K. Claudia	24.11.67	Asthma bronchiale	4 ×	2,5 g
10. Sch. Claudia	19.12.75	Stomatitis aphthosa herpetica		2,5 g
11. J. Sandra	26.12.73	Stomatitis aphthosa herpetica		5,0 g
12. B. Alexander	21.12.75	Retikulumsarkom Vari.-Inkub.		2,5 g
13. G. Nils	28.08.73	Komb. part. Immundefekt		5,0 g
14. Sch. Verena	17.05.77	Seborrh. Dermatitis		5,0 g
15. Sch. Doris	30.03.73	ALL		5,0 g
16. W. Natascha	31.12.73	ALL		5,0 g

Der Prophylaktische und therapeutische Einsatz von Immunglobulinen ist dann sinnvoll, wenn der Körper noch nicht in der Lage war, eigene Antikörper zu bilden oder ausreichend hohe Spiegel im Kreislauf zu halten [10].

Ersatztherapie

Agammaglobulinämie (B-Zell-Defekt)

Gesichert und an zahlreichen klinischen Einzelbeispielen zu demonstrieren ist die therapeutische Wirksamkeit intravenöser Immunglobulingaben bei Störungen des B-Zellsystems. Die klassische Indikation für eine humorale Immuntherapie mit Immunglobulinen ist das Antikörpermangelsyndrom in seiner ausgeprägtesten Form, der *Agammaglobulinämie* vom *Typ Bruton* [4]. Aus der Übereinstimmung klinischer Symptome, immunchemischer Befunde und Aktivitätsmessungen der Antikörperspiegel im Serum, läßt sich eine gezielte Therapie ableiten. Bei diesen Patienten fehlen die humoralen Immunglobuline fast vollständig. Die Opsonierungsfähigkeit ist reduziert. So kann die therapeutische Wirksamkeit passiv zugeführter körperfremder Immunglobuline anhand genauer pharmakokinetischer und biologischer Untersuchungen geprüft werden [10].

Es gelingt durch Zufuhr intakter Immunglobuline die Zahl der bakteriellen Infektionen deutlich zu verringern. Dazu ist, wie die praktische Erfahrung zeigt, ein IgG-Spiegel von 200–400 mg% ausreichend [10]. Pneumonien bei Agammaglobulinämie-Patienten können ohne Antibiotikagabe allein durch IgG-Infusionen (5 g Intraglobin) geheilt werden. Um einen vollen Behandlungserfolg zu gewährleisten, ist eine *Dosierung* des i. v. IgG von 150–300 mg/kg Körpergewicht notwendig. Die passive Zufuhr der fehlenden Antikörper kann nur einen Teil, nämlich die humorale Immunität vorübergehend ersetzen. Deshalb ist bei der Therapie besonders zu beachten, daß die Schutzwirkung der zugeführten Antikörper entsprechend der *Halbwertszeit* der IgG-Präparationen unterschiedlich lang anhält.

Nachdem die Zufuhr fehlender Antikörper bei humoralen Immundefizienzen eindeutig gute Behandlungsergebnisse bringt, war zu prüfen, ob intravenös gegebene Immunglobuline als unterstützende Maßnahme der Abräumfunktionen des Körpers bei akut-septisch-toxischen Infektionen ohne andere Grunderkrankungen wirksam sind.

Unterstützende Therapie

Akut-septisch-toxische Infektionen

Bei einer *Staphylokokkensepsis* eines 8 Jahre alten Jungen ist bei niedrigem Ausgangswert der Granulozytenfunktion ein deutlicher Anstieg der Phagozytoseindex nach IgG-Infusion (Intraglobin) nachzuweisen. Dabei sagt die Immunglobulinkonzentration im Serum allein nichts darüber aus, ob die mit der *Mancini-Technik* [7] nachgewiesenen Eiweißkörper intakte, funktionsfähige und damit biologisch wirksame Antikörper sind. Hohe IgG-Konzentrationen sind nicht mit hohen Titern protektiver oder hochaffiner Antikörper gleichzusetzen. Die therapeutische Anwendung von intravenös verträglichem IgG zur Unterstützung des Körpers bei der Überwindung schwerer bakterieller Infektionen richtet sich nicht nur nach der IgG-Serumkonzentration des Patienten, sondern auch nach der Granulozytenfunktion.

Maligne Erkrankungen

Während einer belastenden zytostatischen und Strahlentherapie steht der Arzt oft vor der Frage, wann er den abwehrgeschwächten Körper durch passive Zufuhr von Immunglobulinen unterstützen soll. Dabei können neben der klinischen Beobachtung der quantitativen Bestimmung der Serumimmunglobulinspiegel, die absolute Granulozytenzahl und der Phagozytose-Index *Entschei-*

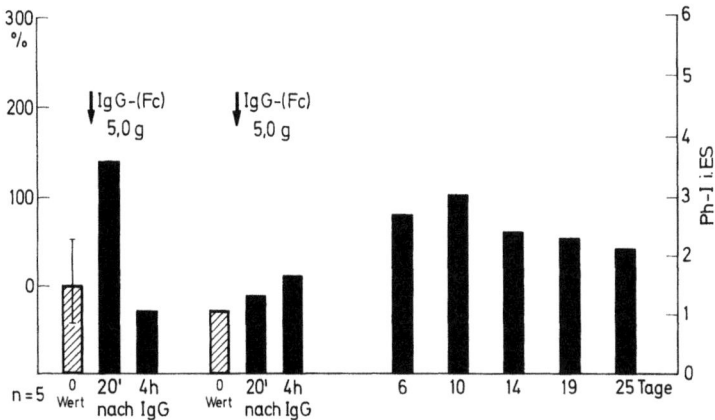

Abb. 2. Die pathologische Phagozytose-Leistung von Saccharomyces cerevisiae durch Granulozyten einer 14jährigen Patientin mit Enterocolitis regionalis *Crohn* kann mit intravenösen IgG-Gaben (*Intraglobin*) positiv und anhaltend beeinflußt werden. Deutliche Steigerung nach der 1. Infusion. Mäßige Steigerung nach der 2. Infusion am folgenden Tag. Anschließende Rückkehr zur physiologischen Leistung. Phagozytose-Index (Ph-I) im Eigenserum (ES) unter 2,0 ist sicher pathologisch

dungshilfen sein. Bei einem 10 Jahre alten Jungen mit einem Neuroblastom unter zytostatischer und Strahlen-Therapie mit niedrigen Immunglobulinserumkonzentrationen, niedrigen absoluten Granulozytenzahlen und niedrigem Phagozytoseindex war es möglich, nach i. v. IgG-Gabe in Form von 2 × 5,0 g *Intraglobin* die Phagozytoseleistung deutlich anzuheben.
Als unterstützende Therapie kann die Immunglobulingabe bei rezidivierenden Infekten, die zu einem Asthmastatus führen, entscheidend sein. Wir konnten die Häufigkeit der Asthmastatus deutlich reduzieren; nach i. v. Gabe von *Intraglobin* war die Phagozytose-Leistung gesteigert.
Für uns besonders eindrucksvoll ist die Immunglobulingabe bei einer 14jährigen Patientin mit einer *Crohn-Enterocolitis Regionalis* (Abb. 2).
Die verminderte Phagozytose-Leistung der Granulozyten konnte nach Zufuhr von *Intraglobin* deutlich gesteigert werden. Diese Ergebnisse haben sich in zahlreichen Kontrollen auch unter Prednisontherapie bestätigt.
Die *Prophylaktische* und *therapeutische Wirkung* von intravenös gegebenen Immunglobulinen ist zu erklären:

1. *Substitution der spezifischen Immunität*
   – Antikörper gegen Viren, Bakterien und Pilze,
   – Antikörper gegen Toxine.
2. *Steigerung der Unspezifischen Immunität*
   – Verbesserung der Opsonierung,
   – Anregung der Granulozytenphagozytoseleistung.

Durch intravenöse Gabe von Immunglobulinen ist es dem Arzt möglich, rechtzeitig ausreichend „Heilkörper", so hat Emil von Behring [1] in seinem Buch 1892 die Antikörper genannt, prophylaktisch und therapeutisch einzusetzen. Das Prinzip der passiven Immunisierung hat mit der Immuntherapie von intravenösen Immunglobulinen einen hohen Entwicklungsstand erreicht und ist ein wesentlicher Bestandteil der modernen Medizin. Durch Zufuhr von Antikörpern kann die Opsonierung des Serums entscheidend verbessert werden.

Literatur

1. Behring E von (1892) Die Blutserumtherapie. Thieme, Leipzig
2. Brandis H (1975) Einführung in die Immunologie. Fischer, Stuttgart
3. Brandt L (1967) Studies on the phagocytic activity of neurophilic leukocytes. Scand J Haematol [Suppl] 2
4. Bruton OC (1952) Agammaglobulinemia. Pediatrics 9:722
5. Kleihauer E (1978) Hämatologie. Springer, Berlin Heidelberg New York
6. Klose PK, Hagn J, Tympner K-D (1978) Vergleichende Untersuchungen der Phagozytose-Leistung der Granulozyten in einem Makro- und einem Mikrotest. 75. Tagung der Deutschen Gesellschaft für Kinderheilkunde, Freiburg
7. Mancini G, Carbonara AD, Heremans JF (1965) Immunochemical quantitation of antigens by single radial immunodiffusion. Immunochemistry 2:235
8. Menzel J, Jungfer H, Gemsa D (1978) Amplification of the intracellular killing of E. coli in human polymorphonuclear leukocytes by complement. Clinical aspects of the complement system. International Symposium, Bochum, October 1976. Thieme, Stuttgart
9. Tympner K-D (1978) Aktueller Aspekte der Transfusions- und Intensiv-Therapie. Symposium, Nrv. 1978, Wien
10. Tympner K-D, Neuhaus F (1976) Immunmangel bei Kindern. Urban & Schwarzenberg, München Berlin Wien
11. Tympner K-D, u. Mitarb. (1978) Einfluß intravenös verträglicher Immunglobuline auf die Phagozytose-Leistung der Granulozyten in vitro. Münch Med Wochenschr 120:251
12. Vorlaender KD (1976) Praxis der Immunologie. Thieme, Stuttgart
13. Wehinger H, Hofacker M (1976) Latex phagocytosis by polymorphonuclear leukocytes. Eur J Pediatr 123:125

Immunglobulintherapie von Herpes-simplex und Zosterinfektionen bei Tumorpatienten

A. W. Mondorf

In der Prophylaxe viraler Erkrankungen gewinnen Immunglobuline mit langer Halbwertzeit eine immer größere Bedeutung [1, 2, 5, 6]. Der therapeutische Einsatz ist bisher umstritten, da man bei bakteriellen Infektionen auf die gleichzeitige Gabe von Antibiotika nicht verzichten wollte und konnte, und die Wirkungsweise bei Virusinfektionen nicht ohne weiteres vorstellbar war. Hinzu kam, daß die intramuskuläre Applikation von Immunglobulinen in der Menge limitiert war [3, 4].

Die Entwicklungen intravenös applizierbarer vollständiger Immunglobulinmoleküle eröffnete die Möglichkeit, diese in hohen Dosen zu verabreichen. Damit kann man die Menge der protektiv wirksamen Anteile im aktuellen Infektionsfall erhöhen, erreicht natürlich nicht die spezifischen Titer eines Hyperimmunglobulins.

Indikationen für den Einsatz von Immunglobulinen erstrecken sich an unserer Klinik auf das Antikörpermangelsyndrom und Tumorpatienten unter zytostatischer Therapie mit viralen und bakteriellen Infektionen bei myeloischer Insuffizienz sowie bei Mykosen im Mund und Rachen und Pyodermien des gleichen Patientengutes.

Eigene Erfahrungen mit hochdosierten intravenösen Immunglobulingaben erstrecken sich auf Zoster- und Herpes-simplex-Fälle. Es handelte sich um Tumorpatienten unter zytostatischer oder Bestrahlungsbehandlung. Teilweise waren sie auch splenektomiert.

Der Zoster war bei diesen Patienten meist ausgedehnt und zeigte eine Tendenz zur Generalisation.

Wir applizierten in diesen Fällen an zwei aufeinanderfolgenden Tagen je 10,0 g Immunglobulin intravenös (Tabelle 1).

Vor der ersten Immunglobulingabe wurde Pustelinhalt zur elektronenoptischen Untersuchung und für die Zellkultur entnommen. 24 h nach der ersten Applikation konnte überwiegend kein Pustelinhalt mehr gewonnen werden. Wir haben aus diesem Grund die Pusteln mit isotonischer NaCl gespült. Elektronenoptisch gelang der Virusnachweis am Tage vor der Therapie sehr gut, danach mußten die Präparate intensiv nach Viren abgesucht werden. Ein zyto-

Tabelle 1. Therapie mit intravenösem Imunglobulin bei Patienten unter Zytostatika

Indikation	Dosierung beim Erwachsenen
Zoster	Je 10,0 g an 2 aufeinanderfolgenden Tagen
Herpes simplex lokalisiert	Je 5,0 g an 2 aufeinanderfolgenden Tagen
Ausgedehnt	Je 10,0 g an 2 aufeinanderfolgenden Tagen

pathogener Effekt konnte vor Immunglobulingabe nachgewiesen werden, an den darauffolgenden Tagen nicht mehr.[1]
Klinisch kam es schon am Ende der einstündigen Infusion zu einem Entspannungsgefühl im befallenen Hautareal, die Zosterneuralgie ging zurück oder verschwand vollständig. Am 4. und 5. Tag konnten die nekrotisierte Haut und die Schorfe abgetragen werden. Auf eine lokale Behandlung wurde, bis auf eine Trocknung durch Puder, verzichtet. Das subjektive Befinden besserte sich nach der ersten Immunglobulingabe spontan. Nach zwei Tagen bestand kein wesentliches Krankheitsgefühl mehr. Die zytostatische Behandlung wurde nur kurzfristig unterbrochen.
Ich möchte auf einen Krankheitsfall eingehen, der als repräsentativ für ähnlich schwere Fälle angesehen werden kann (Abb. 1a–d).
Ein 19jähriger junger Mann mit einer Lymphogranulomatose erkrankte nach einer Milzextirpation, Bestrahlung und Behandlung mit Zytostatika an einem Zoster. Er wurde mit Intraglobin behandelt. In Abb. 1a sieht man den enormen Befall mit Generalisation. Das Gesicht war ebenfalls befallen. Ein Teil der Hautareale war blasig abgehoben und er hatte eine schwerste Zosterneuralgie. Am 4. Tag konnte man diese Blasen schon abheben. Es war alles ausgetrocknet. Der Grund war schön granuliert und wir konnten den Patienten auch nicht mehr länger im Krankenhaus halten. Zu diesem Zeitpunkt hatten wir sonst diese Patienten noch stationär in Behandlung. Am 16. Tag liegt die in Abb. 1d erkennbare Situation der Haut bei dem jungen Mann vor.
Solche Krankheitsverläufe stehen in erheblichem Gegensatz zu dem, was wir in ähnlich gelagerten Fällen bisher beobachten konnten. Die Patienten mußten vorher hochdosiert mit Analgetika behandelt werden. Sie erhielten lokal Lotionen und waren in ihrem Gesamtbefinden schwerst beeinträchtigt. Der Krankenhausaufenthalt erstreckte sich über mehrere Wochen, die zytostatische Behandlung mußte längerfristig unterbrochen werden.
Nach Immunglobulingabe haben wir in keinem Fall eine Virusenzephalitis oder pulmonale Komplikationen gesehen. Auch bei schwersten Generalisationen kam es zu keinem letalen Ausgang.

---

1 Wir danken Herrn Prof. Dr. med. G. May vom Zentrum der Hygiene in Frankfurt für die Durchführung der Viruskulturen und den elektronenoptischen Nachweis

Abb. 1a–d.
19jähriger Patient mit Zoster

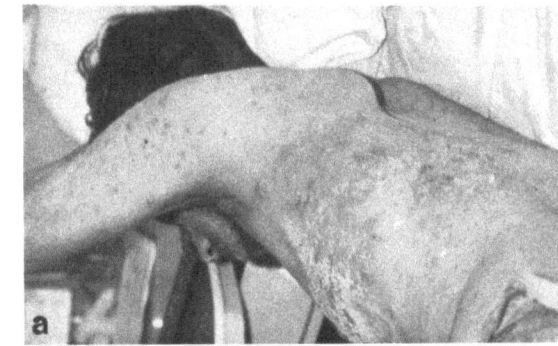

a Vor der Therapie

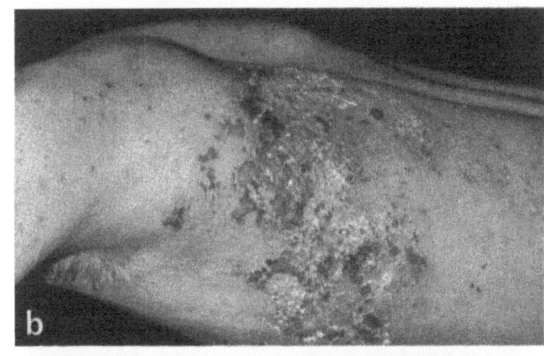

b 6. Tag nach Therapie

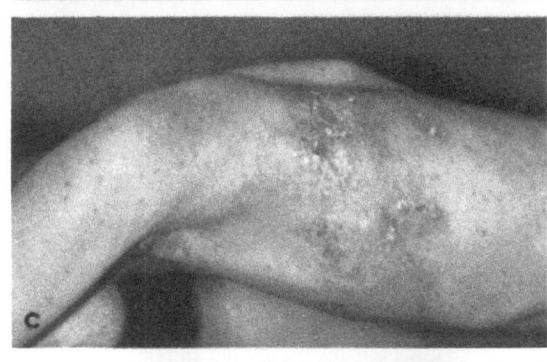

c 9. Tag nach Therapie

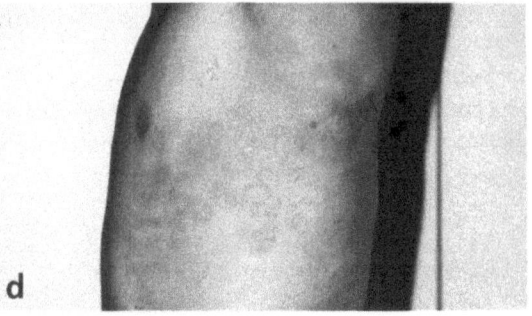

d 16. Tag nach Therapie

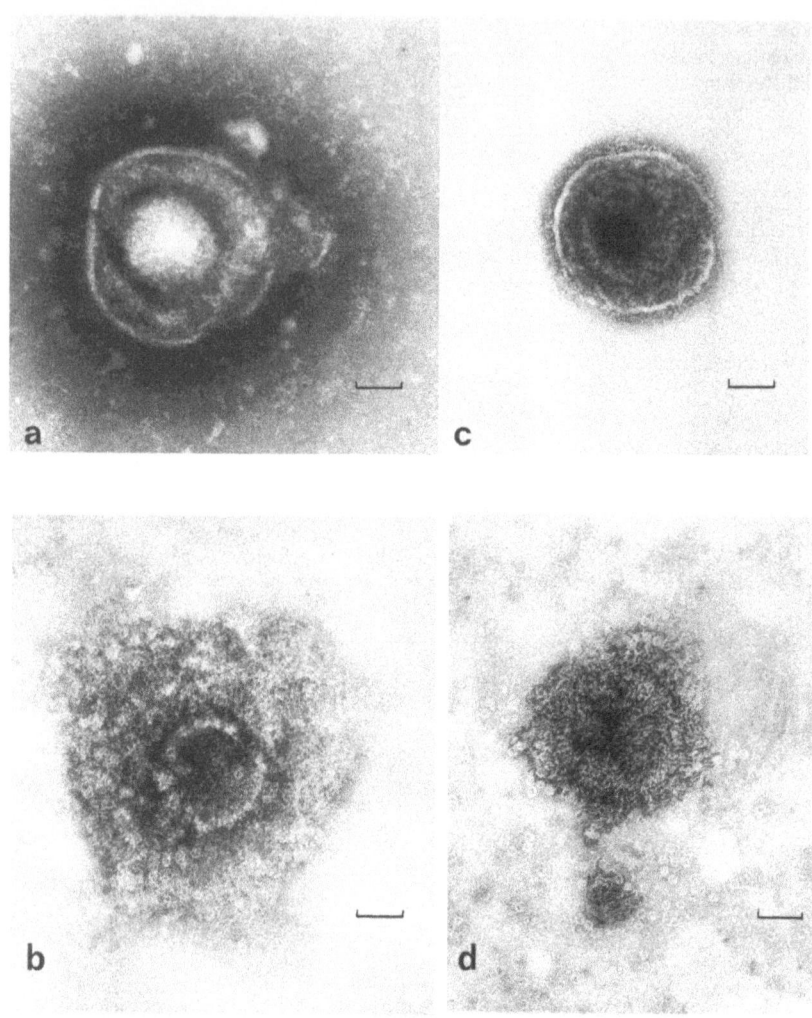

Abb. 2a–d. Zosterviren, aus Pustelinhalt gewonnen. **a** Natives Virus vor Behandlung; **b** Zostervirus nach Inkubation mit Intraglobin 5% 30 min bei 37° C; **c, d** Zostervirus inkubiert mit Intraglobin und Anti-IgG-human von Kaninchen und Anti-IgG Kaninchen (ferritinmarkiert) von der Ziege (⊔ = 50 nm)

Elektronenoptisch sah man um die Viren einen Saum von Immunglobulinen, der nach der Gabe von Immunglobulin in den wenigen Viren, die man finden konnte, verstärkt erschien.[2]

---

2 Wir danken Frau Gauhl, Hygiene-Institut der Universität Frankfurt, für die Durchführung der elektronenoptischen Nachweise

Tabelle 2. Masern- und Rötelntiter vor und nach hochdosierter Immunglobulingabe

Name	Jahre	Bestimmung 1		Zeitintervall von 1 zu 2 (Monate)	Bestimmung 2		Immunglobulin Intraglobin (g)	Anzahl der Einzel-Applikationen
		Masern KBR	Röteln HHT		Masern KBR	Röteln HHT		
R. J.	♀ 58	<1:10	1:32	30	<1:10	1:32	343	37
B. E.	♂ 40	<1:10	1:128	14	1:10	1:64	35	4
B. A.	♂ 19	<1:10	1:128	21	1:10	1:128	35	4
L. W.	♂ 55	1:10	1:64	32	1:10	1:64	86,5	12
B. S.	♀ 32	1:10	1:32	35	1:10	1:32	105,5	17
D. M.	♀ 42	<1:10	1:32	46	1:10	1:64	68,5	12
J.-H. M.	♀ 30	<1:10	1:128	47	<1:10	1:64	38,5	8

Die Inkubation der vor der Therapie mit Intraglobin entnommenen Zosterviren, die nach mehrmaligem Waschen der Präparate und Inkubation mit Anti-Human-IgG vom Kaninchen, mit ferritinmarkiertem Anti-IgG-Kaninchen von der Ziege überschichtet wurde, ließ erkennen, daß Intraglobin das Virus hüllenartig besetzt (Abb. 2). Im Organismus wird ähnliches bei der Virusneutralisation außerhalb der Zelle ablaufen. Damit kann jedoch die klinisch so eindrucksvolle Wirkung der Immunglobuline bei den Herpes- und Zosterinfektionen nicht erklärt werden.

Nachdem wir sehen konnten, daß eine hochdosierte Immunglobulintherapie bei Zoster und Herpes simplex wirksam ist, haben wir uns die Frage vorgelegt, ob diese Therapie nur einmal oder auch mehrmals durchgeführt werden kann, d. h. wir haben die Frage untersucht, ob die Mehrfachapplikation von intravenösem Immunglobulin auf den Organismus immunisierend wirkt und so ggf. zu Infusionszwischenfällen führen könnte.

Die hochdosierte, mehrmalige Applikation des mit β-Propiolacton behandelten Immunglobulins Intraglobin führt nach unseren bisherigen Erfahrungen zu keiner Sensibilisierung des Organismus. In keinem Fall konnten wir nach häufiger Gabe hoher Dosen eine positive Kutantestung nachweisen. Neben der Gefahr der Sensibilisierung wird immer wieder diskutiert, ob man mit hochdosierten Immunglobulingaben eine Immunsuppression bewirkt. An einem Patientengut, das häufig und in hoher Dosierung Immunglobuline erhielt, konnten wir nachweisen, daß eine Immunsuppression unter dieser Therapie nicht eintritt. Masern- und Rötelntiter blieben unter hochdosierter und häufiger Gabe von Immunglobulinen unverändert (Tabelle 2).

Zusammenfassen gaben die hier vorgelegten Behandlungsfälle von Zoster und Herpes simplex bei Tumorkranken Hinweise auf eine positive Wirkung von Immunglobulinen. Der Wirkungsmechanismus bleibt ungeklärt. Negative Folgen einer häufigen Immunglobulingabe auf das Immunsystem konnten ausgeschlossen werden.

Literatur

1. Barandun S, Skvaril F, Morell A (1976) Prophylaxe und Therapie mit Globulin. Schweiz Med Wochenschr 106:533, 580
2. Heide K, Schwick HG (1974) Prophylaxe und Therapie mit Immunglobulinen. Internist 15:465
3. Hussey HH (1974 Varicella zoster infections, zoster immune globulin. JAMA 228:876
4. Mondorf AW, Simon B, Fischer M, Mitrou PS, Martin H (1977) Immunglobulin-Therapie von Herpes Erkrankungen bei zytostatisch behandelten Patienten. Biotest Mitt [Sonderheft] 4

5. Schneider J, Weitzel H (1974) Immunglobuline: Prophylaxe und Therapie. Medizinische Verlagsgemeinschaft, Marburg
6. Spiess H (1977) Immunglobuline in Prophylaxe und Therapie. In: Spiess H (Hrsg) Tagungsbericht der Deutschen Vereinigung zur Bekämpfung der Viruskrankheiten in Verbindung mit dem Deutschen Grünen Kreuz 1977. Kempkes Buchdruck, Gladenbach

Immunglobulintherapie bei Zosterinfektionen

J. Metz und M. Poppenborg

Über eine günstige Beeinflussung von Zoster- oder Herpessimplex-Infektionen der Haut bei Tumorkranken durch Einsatz hoher Gaben intravenös applizierbarer Immunglobuline wurde wiederholt berichtet [1–5]. Neben einer Verkürzung des Krankheitsverlaufes wurde vor allem der günstige Effekt auf die Zosterneuralgie hervorgehoben.

In der vorliegenden Untersuchung sollte geprüft werden, inwieweit schwere Verlaufsformen von Zoster mit und ohne bestehende maligne Grundkrankheit durch eine mittelhoch dosierte Immunglobulinapplikation beeinflußt werden können.

Bei dem Patientenkollektiv handelte es sich um 17 ältere, stationäre Patienten mit einer schweren Zosterinfektion überwiegend im Trigeminusbereich. Entsprechend dem klinisch-morphologischen Erscheinungsbild wurde das Kollektiv in drei Gruppen unterteilt (Tabelle 1). Alle Patienten erhielten am Tag der stationären Aufnahme Intraglobin 5 g i. v. appliziert. Die Lokalbehandlung bestand in der topischen Anwendung von 1%iger Tetrazyklinvaseline. Analgetika, z. B. Fortral oder Valoron-N wurden nur nach Bedarf verordnet.

Bei der ersten Gruppe handelt es sich um 5 Patienten mit überwiegend hämorrhagischer Note; Grundkrankheiten lagen nicht vor. Das Intervall zwischen Auftreten der Hautläsionen und Intraglobingabe betrug im Mittel 5 Tage. Ein Stillstand der Bläscheneruption war zwischen dem 1. und 4. Tag

Tabelle 1. Zoster: (a) Morphe überwiegend hämorrhagisch (5 Fälle); (b) Morphe vesiko-pustulös (10 Fälle); (c) Morphe vesiko-pustulös, immunsuppressive Behandlung (2 Fälle) (Mittelwerte)

	Intervall in Tagen: Auftreten der ersten Efflorenzenz-Intraglobingabe	Stillstand der Bläschenbildung nach Intraglobingabe in Tagen	Austrocknen der ersten Bläschen nach Intraglobingabe in Tagen	Stationärer Aufenthalt in Tagen
(a)	~5	2	4	19
(b)	2,4	3,4	~4	15,6
(c)	~2	4	4,5	16

nach Intraglobingabe zu verzeichnen und die Austrocknung bzw. Verschorfung der ersten Bläschen nach 2–6 Tagen zu beobachten. Völlige Abheilung war im Mittel nach 19 Tagen festzustellen.

In der zweiten Gruppe sind 10 Patienten mit vesikulöspustulösen Hauterscheinungen zusammengefaßt. Auch hier waren keine Grundkrankheiten nachweisbar. Das Intervall zwischen Auftreten der Hauterscheinungen und Immunglobulingabe betrug im Mittel $2^{1}/_{2}$ Tage, das Austrocknen der ersten Bläschen war wie in Gruppe 1 nach 4 Tagen zu beobachten, und die Krankheitsdauer bis zur völligen Abheilung betrug 15,6 Tage im Durchschnitt. Eine hämorrhagische bzw. nekrotisierende Transformation trat während des Krankheitsverlaufs in keinem der Fälle auf.

Bei 2 weiteren Patienten waren die Hauterscheinungen bei Aufnahme ebenfalls vesikulopustulös. In beiden Fällen bestand ein malignes Grundleiden (ein Alterspemphigoid, ein malignes Melanom). In beiden Fällen wurde die zytostatische Therapie während der Zosterinfektion nicht unterbrochen. Auch hier traten 2 bzw. 6 Tage nach Intraglobingabe keine neuen Bläschen mehr auf, die Austrocknung der Efflorenszenzen begann nach 3–6 Tagen, und die Verweildauer betrug 15 bzw. 17 Tage.

10 Patienten hatten auch nach Intraglobingabe eine behandlungsbedürftige Zosterneuralgie, während 7 Patienten weitgehend beschwerdefrei waren, zumindest aber keiner Analgetika bedurften.

Die Varizellen-Zoster-Titerbestimmung vor und 14 Tage nach Intraglobingabe zeigte einen für einen frischen Infekt typischen Titeranstieg.

Zusammenfassend bestätigen diese Untersuchungsergebnisse mit mittelhoch dosierter intravenöser Immunglobingabe bei Zoster die auch von Mondorf et al. [5, 6] mitgeteilten Ergebnisse:

1. Unabhängig vom Stadium der Zostereruption mit Ausnahme der nekrotisierenden Form, klingen die akutentzündlichen Erscheinungen relativ rasch ab, ein Stillstand der Bläscheneruption ist nach 2–4 Tagen zu beobachten, und die Austrocknung der Zosterbläschen erfolgt zwischen dem 4. und 6. Tag.
2. Lokale oder allgemeine Komplikationen wie nekrotisierende Umwandlung oder Zosterenzephalitis wurden nicht beobachtet.
3. Zosterneuralgien werden günstig beeinflußt, in etwa $^{1}/_{3}$ der Fälle kann auch eine zusätzliche Analgetikagabe verzichtet werden.
4. Bei Patienten mit malignen Grundleiden kann die immunsuppressive oder zytostatische Therapie durchaus weitergeführt werden.

Anhand einer Kontrollstudie ist jedoch noch zu prüfen, ob die hier aufgezeigten günstigen Therapieeffekte sich objektivieren lassen.

Literatur

1. Bonczkowitz H (1976) Einsatz von Gamma-Venin bei Zoster. Die gelben Hefte 16:89
2. Dahm A (1977) Einsatz von Immunglobulinen bei Zoster. Die gelben Hefte 17:26
3. Hiemisch J (1970) Über die Heilung eines ausgedehnten Eczema herpeticatum bei Neurodermitis generalisata mit Gamma-Venin. Hautarzt 21:516
4. Meiers HG (1968) Die Gürtelrose als Komplikation. Med Welt 19:1973
5. Mondorf AW (1978) Immunglobulin zur Therapie viraler Infektionen. Biotest-Mitt 37:75
6. Mondorf AW, Simon B, Fischer M, Mitron PS, Martin H (1977) Immunglobulin-Therapie von Herpess-Erkrankungen bei zytostatisch behandelten Patienten. Biotest-Mitt [Sonderheft] 4

Die Anwendung von Intraglobin bei multipler Sklerose (MS)
Vorläufiges Ergebnis nach einjähriger Behandlungszeit

U. Rothfelder und I. Neu

Die Häufigkeit der MS – in Mitteleuropa wird sie mit 3–7 Erkrankungen auf 10000 Einwohner angegeben – bedingt die Notwendigkeit ihrer intensiven Erforschung. Doch obwohl mehrere Hypothesen zur Ätiopathogenese der MS existieren, nämlich eine epidemiologische, eine virologische, eine genetische und eine stoffwechselbedingte, konnte bisher noch kein umfassendes Krankheitsmodell geschaffen werden, das neben der Ätiologie und Pathogenese auch therapeutisch befriedigende Ansatzpunkte bietet. Auf die verschiedenen Ansatzpunkte möchte ich später noch zurückkommen.

Lassen Sie mich zuvor einige klinische Daten der MS voranstellen, um die Vielfalt des Erscheinungsbildes zu demonstrieren; denn diese ist eine wesentliche Quelle der Schwierigkeiten in der Beurteilung und statistischen Erfassung von vergleichbaren und reproduzierbaren Parametern zur Beurteilung der Wirksamkeit verschiedener Therapiemodelle.

Das Prädilektionsalter für die Erkrankung an MS ist die Zeit zwischen dem 20. und dem 40. Lebensjahr, die Geschlechtsverteilung beträgt im Verhältnis Frauen zu Männern 3:2. Die MS zählt zu den Entmarkungskrankheiten und befällt vorwiegend die weiße Substanz des gesamten Zentralnervensystems (ZNS). Zwei Verlaufsformen lassen sich unterscheiden, einmal ein schubförmiger Verlauf mit wechselnder oder auch gleichbleibender Symptomatik und ein chronisch progredienter Verlauf. Als Schub bezeichnet man ein relativ plötzliches Auftreten bereits bekannter oder neuer Symptome mit mehr oder weniger vollständiger Rückbildung in unterschiedlich langen Zeiträumen, die von 1–2 Wochen bis zu Monaten dauern können. Daneben kommt es zu Verschlimmerung der Symptome durch äußere Einflüsse, wie z. B. Infektionskrankheiten, notwendige Operationen, Schwangerschaft, ungeregelte Lebensführung, um einige aufzuzählen.

Prädilektionsstellen für die Lokalisation der Entmarkungsherde, auch Plaques genannt, sind die Sehnerven, der Hirnstamm, besonders die Brücke mit Augenmuskelkernen, Kleinhirn und Kleinhirnstiele, die Pyramidenbahn auf jedem Niveau, der Boden des 4. Ventrikels und die Hinterstränge.

Dementsprechend ergibt sich die Symptomatik: flüchtige Augenmuskellähmungen mit Doppelbildern, Optikusneuritis mit besonderem Befall des papillomakulären Bündes, Befall des Nervus facialis und des sensiblen Nervus trigeminus, zentrale Paresen mit Betonung der distalen Gliedmaßen in allen Schweregraden, Sprachstörungen, Sensibilitätsstörungen mit Taubheit, Pelzigkeit, Kribbeln, sensible Ataxie infolge der Beeinträchtigung der Lageempfindung und Blasenstörungen. Die als Charcot-Trias bezeichnete Symptomkonstellation, Nystagmus, Intentionstremor und skandierende Sprache, tritt nur in ca. 10% der Fälle auf, weshalb die Marburg-Pette-Trias mit Sehstörungen, Ataxie und Extremitätenparesen bei Verlust der Bauchhautreflexe bevorzugt wird. Es gibt zwar gewisse Symptomkonstellationen, der klinische Verlauf ist jedoch derart unberechenbar und willkürlich, daß keine sichere Beurteilung des Verlaufes und der Prognose möglich ist. Im folgenden möchte ich kurz auf die eingangs erwähnten Arbeitshypothesen zu sprechen kommen.

Die epidemiologischen Untersuchungen ergaben die bedeutende Rolle von Umwelteinflüssen für die MS. So besteht in Europa nördlich des 46. und in Amerika nördlich des 38. Breitengrades eine 4–6fach höhere Prävalenz für die Erkrankung. Weiterhin zeigte sich, daß Personen, die vor ihrem 15. Lebensjahr in Zonen mit niedrigem MS-Risiko einwanderten, die Erkrankungsrate dieser Zone aufwiesen. Nach dem 15. Lebensjahr entspricht die Erkrankungsrate der des Ursprungslandes. Daraus zeigt sich die evidente Bedeutung von Umwelteinflüssen, wobei ein bisher nicht sicher identifiziertes Virus angenommen wird, das entsprechend dem Mechanismus einer Slow-virus-Erkrankung nach mehrjähriger Latenzperiode die MS auslösen könnte [13].

Virologische Untersuchungen ergaben [8, 10, 15] zwar eine Reihe neuer Ergebnisse, jedoch keine verbindlichen Befunde. Zwar wurden virusähnliche Einschlüsse im Zytoplasma, in Kernen von Gliazellen und mononukleären Zellen akuter Entmarkungsherde gefunden, doch fanden sich diese auch bei neurologisch gesunden Gehirnen. Weiterhin wurde im Serum von MS-Kranken ein erhöhter Masernantikörpertiter sowie auch in unserer Klinik ein erhöhter Rötelnantikörpertiter nachgewiesen, dieser fand sich aber auch im Serum gesunder Familienangehöriger, besonders der weiblichen. Insgesamt ließ sich keine sichere Verbindung mit einer früher durchgemachten Masern- oder Rötelnerkrankung herstellen. Deshalb sind diese Befunde als unspezifische Begleitreaktion zu interpretieren.

Genetische Untersuchungen [1–3] ergaben eine fünfmal häufigere Erkrankung der Angehörigen als in der Durchschnittsbevölkerung. Die Untersuchung der Histokompatibilitätsantigene, die bei Organtransplantationen Bedeutung erlangten, ergab eine regional unterschiedlich signifikante Häufung für HL-A 3 und B 7, sowie für die spezifische Lymphozytendeterminante LD-7 a (jetzt HL-A-DwZ). Hierbei handelt es sich um genetische Merkmale, die mit Faktoren korrelieren, die für die genetische Kontrolle der Immunreaktion verantwortlich sind. Zwar tragen diese Faktoren nicht zur Entstehung der MS bei, lassen aber eine Disposition zur Erkrankung erkennen.

Die biochemischen Untersuchungen der Stoffwechselvorgänge [12] bei MS-Kranken ergaben im Serum einen Mangel an ungesättigten Fettsäuren, insbesondere an Linol- und Linolensäure, wobei sich dies besonders im Liquor zeigte. Beide Fettsäuren sind für den Aufbau der Zellmembran, somit auch des Myelins und für die Bildung von Prostaglandinen, die eine immunregulatorische Wirkung ausüben, von Bedeutung.
So führt zum einen der Mangel an ungesättigten Fettsäuren zu einer Instabilität des Myelins, zum anderen kann die Substitution mit essentiellen Fettsäuren die autoaggressive Immunantwort sensibilisierter T-Lymphozyten auf einen Virusinfekt des ZNS abschwächen. Entsprechende therapeutische Versuche werden zur Zeit an unserer Klinik durchgeführt, die Ergebnisse stehen noch aus.

Der Versuch einer Therapie mit immunsuppressiven Medikamenten, wie z. B. Azathioprin, Cyclophosphamid und Methotrexat oder heterologe Antilymphozytenseren, basiert auf der Annahme eines Autoimmunprozesses bei der MS [6, 7, 10]. Hierfür spricht die Anwesenheit immunkompetenter mononukleärer Zellen im Blut MS-Kranker, die die Fähigkeit zur Zerstörung von Markscheiden, Gewebe und Gliazellen haben, der Nachweis immunpathologischer Reaktionen vom zellulären Typ gegen Hirngewebe bei MS sowie humoraler Immunreaktionen gegen Hirngewebsbestandteile, der Nachweis komplementbindender und präzipitierender Antikörper gegen Lipidantigene sowie eines zytotoxischen Faktors in Serum und Liquor. Doch auch diese Therapieform ist problematisch und unbefriedigend, da sie einerseits den Krankheitsprozeß nicht anhaltend zu beeinflussen vermag, andererseits mit zum Teil erheblichen Nebenwirkungen zu rechnen ist. Die bisherigen Behandlungsversuche gehen von einem Autoimmunmechanismus der MS aus und versuchen eine Suppression der Hyperimmunreaktion, zum einen über die Regulation durch Prostaglandine, zum anderen auf der Basis der Suppression der Immunreaktion auf humoraler und zellulärer Ebene.

Die Arbeitshypothese unserer jetzigen Studie stützt sich auf zwei Befunde:

1. Mehrere Autoren fanden empirisch eine klinische Besserung der MS bei Behandlung mit Humanimmunglobulin.
2. Die antikörperabhängige Zytotoxizität ist ein weit verbreiteter Mechanismus zellulärer Immunität, der auch für das Nervensystem Bedeutung hat. So fand man, daß Seren von Tieren mit experimentell ausgelöster allergischer Enzephalomyelitis normale Lymphozyten zu sensibilisieren vermögen, so daß sie in Gewebekulturen eine Kontaktagglutination mit Gliazellen eingingen und zytotoxisch wirkten. Bei der MS sind humorale und zelluläre Immunreaktionen gegen basisches Markscheidenprotein nachweisbar. Frick und Stick [9] wiesen bei MS in 80% der Fälle in akutem Stadium und in 50% der Fälle bei Krankheitsstillstand eine antikörperabhängige Zytotoxizität von Lymphozyten gegen basisches Markscheidenprotein nach. Diese

Reaktion kann durch normales Immunglobulin G gehemmt werden, wobei eine Blockade der Oberflächenrezeptoren der Zellen für den Antikörper diskutiert wird. Es ist bekannt, daß Antikörper, die normale Lymphozyten dazu befähigen, einen zytotoxischen Effekt auf Zielzellen auszuüben, durch hohe Serumkonzentrationen in ihrer Wirkung unterdrückt werden, wahrscheinlich durch das im Überschuß vorhandene normale IgG. Bei Anwesenheit von Antikörpern *und* komplement trat dieser Effekt jedoch nicht auf, sondern es bestand weiterhin eine lymphozytäre Zytotoxizität. Zwar ist die pathogenetische Bedeutung der antikörperabhängigen Zytotoxizität von Lymphozyten gegen basisches Protein der Markscheide für die MS noch ungeklärt, ein Einfluß auf das Krankheitsgeschehen ist jedoch nicht auszuschließen.

Daraus ergibt sich der Therapieansatz, die protektive Wirkung des Humanimmunglobulins auf den Krankheitsverlauf der MS zu untersuchen. Während bisher eine möglichst starke Dämpfung der Immunantwort, speziell eine Verminderung der Zytotoxizität der aggressiven T-Lymphozyten, angestrebt wurde, wollen wir versuchen, auf der Grundlage der Wirkung des im Überschuß vorhandenen normalen IgGs, möglicherweise im Sinne einer kompetitiven Verdrängung, eine Verminderung der Sensibilisierung und somit eine Dämpfung dieses autoaggressiven Mechanismus zu erreichen.

Nun zu unserer Studie

Aufnahmekriterium war ein schubförmig progredienter Krankheitsverlauf, mit mindestens zwei bis drei durchgemachten Schüben.
Ausschlußkriterien waren ein primär chronisch progredienter Verlauf, eine Dauerbehandlung mit Imurek und/oder mit Kortison sowie schwere Begleiterkrankungen.
Bei akuten Krankheitsverschlechterungen wurde Kortison eingesetzt.
Die Studie umfaßt 20 Patienten, die in der Reihenfolge ihrer Einweisung in unsere Klinik entsprechend den bereits erwähnten Kriterien aufgenommen wurden. Die Behandlung dauerte etwa ein Jahr. Jeder Patient erhielt alle acht Wochen mit einer Schwankungsbreite von einer Woche eine Intragglobininfusion (100 ml ≙ 5 g). Zu Beginn, nach einem halben Jahr und nach Beendigung der Infusionsbehandlung wurden folgende Parameter kontrolliert:

1. Verschiedene Serumparameter, wie Leberenzyme, Nierenwerte, Blutfette, Blutbild mit Differentialblutbild, Serumeiweißelektrophorese, die Immunglobuline G, A, M, E und die Virusserologie.
2. Bestimmung der Histokompatibilitätsantigene.
3. Messung der Latenzzeit der akustisch evozierten Hirnstammpotentiale.

4. Eine klinisch-neurologische Untersuchung, die entsprechend der von Fog [4] aufgestellten Punkteskala ausgewertet wurde.
5. Feststellung der mittleren jährlichen Schubrate, die sich aus der Anzahl der bisher durchgemachten Schübe abzüglich des ersten Schubes dividiert durch die Anzahl der Jahre seit Erkrankungsbeginn bis zum Beginn der Studie ergibt, und Vergleich zur Schubrate bis zum Ende der Studie.
6. Beurteilung des Krankheitsverlaufes anhand der von den Patienten durchgeführten Aufzeichnungen.

Bei der statistischen Analyse der bisher vorhandenen Fakten zeigten sich folgende Ergebnisse:

1. Bei einem mittleren Abstand der Serumuntersuchungen von 6 Monaten zeigten sich bei der Serumelektrophorese wie bei den Immunglobulinen G, A und M keine signifikanten Unterschiede; die Werte lagen im Bereich der physiologischen Schwankungsbreite. Der Wert des Immunglobulins E lag nach einem halben Jahr über der Norm, was für das Vorhandensein einer allergischen Diathese spricht. Bei 4 Patienten fand sich ein Antikörpermangelsyndrom, das sich bei Kontrollen wieder normalisierte. Inwieweit hier ein therapeutischer Effekt vorlag, kann nicht beurteilt werden.
2. Die Bestimmung der Histokompatibilitätsantigene ergab in 30% der Fälle A 3 und in 40% der Fälle B 7. HL-A 1 und A 2 fanden sich jeweils in 40% der Fälle. Diese Ergebnisse korrelieren im unteren Bereich mit den in anderen Arbeiten gefundenen statistischen Werten.
3. Das akustisch evozierte Hirnstammpotential erlaubt eine funktionelle und topische Diagnostik im Bereich des Hirnstammes, wenn die afferente Hörbahn durch direkte oder indirekte Prozesse geschädigt ist. Die Messung ergab bei 9 Patienten normale Befunde, bei weiteren 9 zeigten sich pathologische Veränderungen, wobei bei einer Patientin nur die Wellen 1–3 nachweisbar waren, bei den restlichen 8 fanden sich eine Verlängerung der Latenzzeit zwischen Welle 1 und Welle 5. Diese Ergebnisse befinden sich in Übereinstimmung mit den in der Literatur berichteten Befunden R. Brinkmann: Das akustisch evorierte Hirnstammpotential, unveröffentlichte Arbeit, MPI München [14]. Bei 2 Patienten waren die Ergebnisse nicht auswertbar. Bei 3 Patientinnen wurde inzwischen zum zweitenmal kontrolliert, wobei sich in einem Fall eine völlige Normalisierung ergab – dies zeigte sich auch in Übereinstimmung mit dem klinischen Befund – einmal ergab sich ein unveränderter Befund, und bei der dritten Patientin zeigte sich eine geringe Zunahme der Verlängerung der Latenzzeit.
4. Die Fog-Skala wurde durchschnittlich 5,8 Monate nach der Erstuntersuchung erhoben. Hierbei ergab sich eine hochsignifikante Abnahme des Punktescores von 29,3 auf 22,5 bei guter Korrelation. Besondere Verbesserungen traten im Bereich der Hirnnerven und der Symptome der unteren

Extremitäten auf, die Unterschiede lagen hier in 10%-Bereich, in geringerem Maße nahmen die Ausmaße der Paresen und der Sensibilitätsstörungen ab, hier lagen die Verbesserungen im 5%-Bereich. Obwohl wegen der Unberechenbarkeit und der Polysymptomatologie dieser Krankheit die Befunde sehr vorsichtig beurteilt werden müssen, läßt sich doch aufgrund dieser Ergebnisse eine Milderung und eine Beeinflussung der Ausprägung der Symptome feststellen.
5. Die mittlere Schubrate lag vor Beginn der Behandlung bei 1,1, im ersten Halbjahr bei 1,01 und im 2. Halbjahr bei 0,99. Die volle Auswertung des 2. Halbjahres steht allerdings noch aus. Zu berücksichtigen ist hierbei auch, daß gehäuft Schübe im Frühjahr und im Herbst auftreten und das zweite Halbjahr der Studie im wesentlichen diese Jahreszeiten einschließt. Während die Beeinflussung der Symptomatik sich am deutlichsten in der Fog-Skala positiv auswirkte, konnte die Schubrate nur in sehr geringem Ausmaß beeinflußt werden.
6. Die Auswertung der Beurteilung des Krankheitszustandes durch die Patienten selbst ergab in beiden Halbjahren durchschnittlich eine leichte Besserung der Symptomatik, eine wesentliche, bleibende Verschlechterung wurde nicht berichtet.

Zusammenfassend läßt sich feststellen, daß die Ergebnisse keinen durchschlagenden Erfolg aufweisen, daß jedoch die durch die Fog-Skala dokumentierten Verbesserungen zu weiteren Untersuchungen ermutigen, wobei die Verlaufskontrolle der zytotoxischen Aktivität, basierend auf dem bereits ausgeführten Hypothesenmodell, mit eingeschlossen werden sollte.

Literatur

1. Batchelor IR, Compston A, McDonald WI (1978) HLA and multiple sclerosis. Med Bull 3
2. Bertrams J (1976) Immunogenetical aspects of multiple sclerosis with special regard to the HLA-histocompatibility system. J Immunol 117:906
3. Cazzullo CL (1972) HLA-antigens and multiple sclerosis. Lancet 2:429
4. Fog T (1965) A scoring system for neurological impairment in multiple sclerosis. Acta Neurol Scand [Suppl 13] 41
5. Fog T (1970) The course of multiple sclerosis. Acta Neurol Scand [Suppl] 47
6. Frick E (1969) Grundzüge der Neuroallergie. In: Brendel W, Hopf U (Hrsg) Autoimmunerkrankungen. Klinik und Therapie. Schattauer, Stuttgart
7. Frick E (1976) Zur immunsuppressiven Behandlung der Multiplen Sklerose. Nervenarzt 47
8. Frick E (1976) Multiple Sklerose – eine Immunkrankheit? Neur Psych 2:2
9. Frick E, Stickl H (1976) Zur Pathogenese der Multiplen Sklerose. Fortschr Med 17
10. Frick E, Angstwurm H, Blomer R, Strauss G (1977) Immunsuppressive Therapie der Multiplen Sklerose. Münch Med Wochenschr 119

11. McAlpine D, Lumsden CE, Acheson ED (1972) Multiple sclerosis. A reappraisal. Churchill-Livingston, Edinbourgh London
12. Mertin J (1978) Multiple Sklerose und das Immunsystem. Med Klin 73
13. Neu I. Schrader A (1978) Zur Virusätiologie der Multiplen Sklerose. DMW 103
14. Starr A, Achor LJ (1975) Auditory brain stem responses in neurological diesease. Arch Neurol 32
15. Wolfgram F, Ellison GW, Stevens ZG, Andrews JM (1972) Multiple sclerosis immunology, virology and ultrastructure. Academic Press, New York London

Klinische Erfahrungen mit Granulozytentransfusionen
H. Borberg

Die Behandlung von Tumoren und Leukämien, insbesondere die Chemotherapie und die Knochenmarktransplantation, ist häufig mit erheblichen, z. T. lebensbedrohlichen Risiken für den Patienten verbunden. Ordnet man die Komplikationsmöglichkeiten nach ihrer Häufigkeit, stehen schnell proliferierende Gewebe, insbesondere das Knochenmark deutlich im Vordergrund. Die Knochenmarkdepression fürht zu einer Verminderung oder zum Fehlen des Nachschubs an peripheren Blutzellen, so daß die Elemente mit hoher Kinetik je nach Ausgangssituation des Knochenmarks entsprechend schnell reduziert werden. Die Thrombozytopenie führt zur Gefahr des Verblutens, während die Granulozytopenie eine Steigerung des Infektionsrisikos zur Folge hat. Da auch die Schleimhaut des Magen-Darm-Kanals relativ schnell proliferiert, könnnen Zytostatika auch hier zu Defekten und Ulzerationen führen, so daß vermehrt Eintrittspforten für Erreger in den Patientenorganismus vorhanden sind. Die Wundheilung dieser Läsionen ist nicht nur durch den Mangel an Granulozyten verzögert, sondern auch, wie der Prozeß der Erregerbeseitigung, durch die direkte toxische Schädigung eventuell noch vorhandener patienteneigener myelomonozytärer Zellen erschwert. Schließlich kann die Zytostase die humorale und die zellgebundene Immunkompetenz des Tumorpatienten beeinträchtigen. Kurzum, die Zytostase kann sowohl die äußere Abschirmung wie auch den inneren Schutz des Organismus so schwächen, daß nicht nur bekannte pathogene Erreger in vermehrter Anzahl, sondern auch ungewöhnliche, fakultativ pathogene Mikroorganismen Infektionen in größerem Umfang hervorrufen.
Auf die für die Abwehrfunktion so wesentliche Kooperation von Antikörpern mit Phagozyten wurde im Rahmen dieses Symposiums bereits mehrfach eingegangen.
Unabhängig von diesen exogenen Einflüssen können Blutung und Infektion auch als Folge einer endogenen Minderproduktion im Rahmen des natürlichen Krankheitsverlaufs entstehen. Durch Ausfall, etwa beim aplastischen Syndrom, Fibrose, wie bei der Osteomyelofibrose oder durch Verdrängung der normalen Hämatopoese bei Leukämien und Tumoren können vergleichbare Ausfälle zellulärer Blutkomponenten auftreten. Während die iatrogen indu-

zierten Knochenmarkdepressionen überwiegend zeitlich limitiert sind, stellen die endogenen, im natürlichen Krankheitsverlauf begründeten Insuffizienzen meist einen permanenten, nur schwer abwendbaren Zustand dar. Daraus ergibt sich, daß im ersten Fall der Einsatz von Granulozytentransfusionen zur Überbrückung einer vorhersehbaren Frist prognostisch günstiger ist. Ebenso ist es erforderlich, *vor* Beginn einer Tumortherapie – und dies kann nicht nachdrücklich genug betont werden –, das entstehende Risiko zu bedenken, und ebenso *vor* Beginn der Behandlung organisatorische Wege einer Risikominderung zu finden, nachdem inzwischen brauchbare methodische Möglichkeiten zur Verfügung stehen. Wenn es möglich ist, durch supportive Maßnahmen das therapeutische Risiko etwa einer Leukämiebehandlung einzuengen, wird es immer schwieriger, unter Hinweis auf den vermeintlich schicksalhaften Ablauf einer Krebskrankheit den negativen Ausgang von vorhersehbaren Komplikationen einer Chemotherapie zu entschuldigen.

Während in früheren Jahren der Verblutungstod bei der Tumortherapie an erster Stelle stand, sind heute Infektionen als Todesursache an die Spitze gerückt. Dieser Wechsel wird eindrucksvoll durch Daten des National Cancer Institute belegt. Während nach dieser Untersuchung in den Jahren 1954–1959 noch der weitaus größte Teil der Patienten an Blutungen oder Blutungen in Kombination mit einer Infektion gestorben sind, lag die Todesziffer von 1965–1971 bei nur noch 23%, während 74% der Patienten an Infektionen starben [15]. Diese Situation hat sich seither nicht grundsätzlich verändert, es sei denn, daß bis dahin seltene Infektionen durch Candida und Anaerobier an Häufigkeit zugenommen haben.

Im Rahmen dieser Betrachtung sind zwei Gesichtspunkte von besonderem Interesse:

1. Die Infektionshäufigkeit und der tödliche Ausgang steigen mit fallender Leukozytenzahl.
2. Zwischen 60 und 90% der Infektionen sind durch gramnegative Erreger hervorgerufen [14, 15, 20].

Die erste Erkenntnis hat zur Entwicklung des Konzepts der Leukozytentransfusion geführt, die zweite zur Erfordernis, sich in der antibiotischen Therapie auf Erreger einzustellen, die zwar wenig Virulenz aufweisen, aber vergleichsweise schwer anzugehen sind.

Trotz der beeindruckenden Möglichkeiten antibiotischer Therapie sind jedem Kliniker eine Vielzahl von Tumor- und Leukämiepatienten geläufig, die auch bei optimalem Einsatz von Antibiotika einen unbeeinflußbaren Verlauf ihrer Infektion zeigen. Neben einer Vielzahl von Gründen, die sich auf den Erreger und das Antibiotikum beziehen und die grundsätzlich gut beeinflußbar erscheinen, ist die defekte körpereigene Infektabwehr zu nennen. Zum Ausgleich bieten sich die humorale Immunsubstitution, die Immunstimulation und die Substitution phagozytierender Zellen an.

Die Entwicklung der letzten 20 Jahre hat gezeigt, daß wir heute in der Lage sind, einen Mangel an Leukozyten mit Hilfe präparativer Zentrifugen, den Blutzellseparatoren, durch Sedimentationsmethoden und die reversible Leukozytenadhäsion (Filtrationsleukapherese) sowie kombinierte Verfahren sinnvoll zu kompensieren. Bei der Betrachtung der komplexen Problematik von Granulozytentransfusionen haben drei Begriffe den Vorrang: 1. Die Zahl, 2. die Funktion und 3. die Kinetik der Granulozyten.

Die Zahl der im strömenden Blut zirkulierenden Zellen ist im Vergleich zu anderen Blutzellen gering. Um die Granulozyten transfusionsfähig zu machen, müssen sie demnach von einer niedrigen auf eine hohe Konzentration angehoben werden. Das bedeutet in der Praxis, daß für eine adäquate Anreicherung große Volumina aufgearbeitet werden müssen, was bei limitierten Durchflußverhältnissen mit beträchtlichem Zeitaufwand verbunden ist. Diese Feststellungen werden deutlicher, wenn man sich vergegenwärtigt, daß die Gesamtmenge der im Blut strömenden Granulozyten bei einem ca. 70 kg schweren Patienten etwa 5×10^{10} beträgt, von denen nur der kleinere Teil wirklich zirkuliert, während der größere Teil im marginalen Pool ist. Der Tagesumsatz liegt demgegenüber bei einem gesunden Menschen bei 10×10^{10} Granulozyten, beim Infektpatienten um ein Vielfaches höher [2]. Die ungenügende präparative Effizienz der herkömmlichen Methoden war daher auch über lange Zeit das schwerste Hindernis auf dem Weg zu erfolgreichen Granulozytentransfusionen. Erst mit der Einführung von Sedimentationsbeschleunigern wurde hier Abhilfe geschaffen (Sedimentationsleukapherese) [5].

Eine einwandfreie Funktion der gewonnenen und transfundierten Granulozyten ist die selbstverständliche Voraussetzung für einen Transfusionserfolg. Andererseits sind gerade Granulozyten von besonderer Empfindlichkeit, so daß die Prüfung nur einer einzelnen Teilfunktion oft keinen Aufschluß über eventuelle Minderleistungen erbringt. Belastende präparative Bedingungen, wie z. B. die reversible Adhäsion, mechanische Erschütterungen, unsachgemäße Lagerung oder andere Manipulationen können bei noch vorhandener Vitalität schnell zu weitgehendem Funktionsverlust und damit zum Ausbleiben des Transfusionserfolgs führen.

Die rasche Kinetik der Granulozyten ist an der kurzen Verweildauer im Kreislauf erkennbar: Die Halbwertszeit beträgt 6–7 h. Die Überlebenszeit im Gewebe wird auf 1, höchstens 4 Tage geschätzt. Daraus ergibt sich, daß Granulozyten schnell gewonnen werden müssen und umgehend zu verwenden sind, wenn man noch eine sinnvolle Wirkung erwarten will. Der rasche Konsum erfordert laufend Nachschub [2].

Die Nennung dieser drei Einflußfaktoren soll nicht darüber hinwegtäuschen, daß auch andere Variable, wie z. B. die Histokompatibilität, der Zeitpunkt der

Transfusion, der Zellbedarf des Empfängers, die Ausdehnung der Infektion, der Umfang der Immunsuppression, die Art des Erregers und der Ausfall humoraler Faktoren den Transfusionserfolg wesentlich beeinflussen können [11, 13]. Ihre ausführliche Abhandlung würde jedoch den Rahmen dieser Darstellung sprengen.

Unter den Blutzellseparatoren unterscheiden wir die mit kontinuierlichem Durchlauf von denen mit diskontinuierlicher Arbeitsweise. Der Vorzug des kontinuierlichen Prinzips liegt in der Möglichkeit einer optimalen Leukozytengewinnung, der Nachteil in der schwierigen, eine lange Einarbeitung erfordernden Handhabung und im Service. Außerdem ist der Zentrifugentopf immer noch nicht Teil des Einmalsystems. Der Vorzug des diskontinuierlichen Systems liegt in der einfachen Handhabung und der Existenz eines kompletten Einmalsystems. Der Nachteil ist, daß nur limitierte Blutvolumina von nicht mehr als 10 l aufgearbeitet werden können. Der gerade auf den Markt gekommene neue IBM-Separator mit kontinuierlichem Blutdurchfluß, scheint die Nachteile beider Verfahren eliminiert zu haben.

Das methodisch konkurrierende Prinzip ist die reversible Leukozytenadhäsion (Filtrationsleukapherese). Im Vergleich zur Filtrationsleukapherese haben die Zentrifugalverfahren den Vorzug der universellen Einsatzmöglichkeit. Sie können zur Thrombozytengewinnung. Depletionsbehandlung von Leukämien und Plasmaaustauschtherapie in gleicher Weise eingesetzt werden. Darüberhinaus sind sie beim derzeitigen Entwicklungsstand ausgereifter: Sie liefern mehr Zellen zu besserer Qualität. Dennoch wäre es verfehlt, die Filtrationsleukapherese abzuqualifizieren. Auch die Zentrifugalverfahren sind nicht von Nebenwirkungen bei Spender und Empfänger frei. Um voll kompetitiv zu sein, braucht die reversible Leukozytenadhäsion, die ein erhebliches Entwicklungspotential in sich birgt, Zeit zur Weiterentwicklung. Sie kann aber trotz mancher Schwächen bereits jetzt in der Klinik erfolgreich eingesetzt werden [23, 24].

Wir konnten mit den genannten Systemen folgende Ergebnisse erzielen: Je nach aufgearbeitetem Blutvolumen, d. h. je nach der Anzahl von Arbeitszyklen liefern die Geräte mit intermittierendem Durchfluß $1-2 \times 10^{10}$ ohne, und nach Konditionierung der Spender mit Steroiden oder Ätiocholanolon bis 6×10^{10} Granulozyten. Da bei diesen Geräten eine hohe Extraktionseffizienz dem Nachteil einer Aufarbeitung limitierter Blutvolumina gegenübersteht, muß man zum Erzielen hoher Erträge bestrebt sein, große Blutvolumina aufzuarbeiten. Unsere im kontinuierlichen Durchfluß arbeitenden Zentrifugen (Aminco Centrifuge, IBM Modell 2997) liefern fast doppel so hohe Granulozytenmengen. Hier lassen sich Blutvolumina zwischen 14 und 24 l aufarbeiten, die primäre Extraktionseffizienz liegt jedoch mit 19–22% sehr niedrig. Durch verschiedene Hilfsmaßnahmen ist es uns jedoch gelungen, die Extraktionseffizienz auf 40–60% anzuheben und im Mittel $3,5 \times 10^{10}$ Granulozyten zu gewinnen [3]. Die Korrektur der niedrigen Extraktionseffizienz durch den Einsatz der Hilfen ist wichtig, um den Vorzug der Aufarbeitung großer Blutvolumina voll auszuschöpfen (Tabelle 1). Nach Konditionierung der Spender mit Steroiden und Ätiocholanolon ließen sich bis über 10×10^{10} Zellen präparieren.

Die reversible Leukozytenadhäsion liefert zwischen $2-3 \times 10^{10}$ Granulozyten von unkonditionierten bzw. $3-8 \times 10^{10}$ Granulozyten von steroidkonditionierten Spendern. Hier liegt das Problem in der mangelnden Prädiktivität der Erträge, der unzulänglichen Elutionseffizienz und der noch nicht optimalen Qualität der gewonnenen Granulozyten.

Durch die Kombination der Verfahren mit kontinuierlichem Durchfluß mit der reversiblen Leukozytenadhäsion können wir zur Zeit routinemäßig von *nicht konditionierten* Spendern 5×10^{10} Granulozyten gewinnen (Tabelle 2). Diese Möglichkeit erbrachte von Spendern noch vorangegangener *Steroidkonditionierung* im Mittel $7-8 \times 10^{10}$ Granulozyten, wobei Spitzenwerte bis $1,3 \times 10^{11}$ vorgekommen sind [4].

Tabelle 1. Erträge der Granulozytengewinnung mit der Celltrifuge 1976

Technik	Ertrag ($\times 10^{10}$)	Ertrag/500 ml ($\times 10^9$)	Effizienz (%)	N
Standard	0,73	0,49	19,5	15
Modell S	0,91	0,54	22,2	10
Oxypolygelatine 1:12	0,97	0,50	22,8	6
Succin. Gelatine 1:10	1,65	0,52	23,9	10
HÄS[a] 1:8–1:18	1,80	0,56	30,0	20
HÄS + 1 Filter	2,45	0,90	54,9	6
Modell S, Succin. Gelatine, Methyl-Prednisolon	2,80	0,94	42,6	12
Modell S,1 Filter, HÄS, Methyl-Prednisolon	4,40	1,45	55,5	5
Modell S, 1 Filter, HÄS, Methyl-Prednisolon, Ätiocholanolon	6,50	2,25	54,5	3

[a] HÄS = Hydroxyäthylstärke

Tabelle 2. Mittlere Erträge der Kombination aus Zentrifugation im kontinuierlichen Durchfluß mit der Reversiblen repetititiven Leukozytenadhäsion 1978

Aufgearbeitetes Blutvolumen (L)	Spendedauer (Std)	Ertrag der Zentrifuge		Filtrationsertrag		Gesamtertrag		Extraktions-Effizienz
		Leukozyten ($\times 10^{10}$)	Granulozyten ($\times 10^{10}$)	Leukozyten ($\times 10^{10}$)	Granulozyten ($\times 10^{10}$)	Leukozyten ($\times 10^{10}$)	Granulozyten ($\times 10^{10}$)	(%)[a]
14,6 (7,6–20,4)	4 –	4,71 (1,1–9,8)	3,50 (1,1–7,6)	1,87 (0,7–3,6)	1,52 (0,4–3,4)	6,40 (2,6–12,9)	5,01 (1,5–10)	89,7	21[b]

[a] Granulozyten. [b] Nicht konditionierte Spender

Nimmt man die zuvor genannten kinetischen Daten als Richtwerte, so wird deutlich, daß man mit diesen Verfahren brauchbare Transfusionsmengen gewinnen kann, besonders wenn man berücksichtigt, daß allgemein $1-2 \times 10^{10}$ Granulozyten pro Tag als absolutes Versorgungsminimum angesehen werden.

Die Funktion der im Schwerefeld gewonnenen Granulozyten gilt nach bisher durchgeführten Untersuchungen als ausreichend [10, 13, 14, 21]. Dagegen lassen die aus der Filtration gewonnenen Zellen je nach Präparationsmethode unter Umständen zu wünschen übrig. So ist bekannt, daß Langzeitbeladung der Filter zu schlechteren Zellen führt als die Kurzzeitbeladung, ferner, daß übermäßiges Klopfen oder Walken der Filter für die Zellen nachteilig ist [6, 14, 24]. Es ist absehbar, daß auch die reversible Leukozytenadhäsion nicht nur klinisch brauchbare, sondern nebenwirkungsfreie, mit den Schwerefeldtrennungen kompetitive Granulozyten liefern wird, ohne daß es erforderlich ist, die Spender, wie mancherorts üblich, zur Optimierung der Erträge und Ausschaltung von Nebenwirkungen grundsätzlich zu konditionieren.

Nachdem es möglich ist, ausreichende Zellmengen mit guter oder brauchbarer Funktion zur Verfügung zu stellen, interessiert, welche Erfahrungen mit Granulozytentransfusionen bisher gewonnen wurden. Folgende Beispiele sind besonders erwähnenswert: Bereits 1974 wurde die Effektivität von Granulozytentransfusionen zwischen 42 und 88% geschätzt und kontrollierte Studien durchgeführt [16, 18]. Erste vergleichende Untersuchungen zum posttransfusionellen Zellanstieg [14] zeigten günstigere Ergebnisse von Zellen, die mit Separatoren gewonnen wurden, im Vergleich zu denen aus der Filtrationsleukapherese. Ein unerwarteter Abfall hohen Fiebers wurde bei vielen Patienten ebenso registriert [17], wie nachgewiesen werden konnte, daß die transfundierten Zellen auch tatsächlich ins Gewebe gelangen [1, 8, 21]. Bakterielle Konversion bzw. vorteilhafte Effekte bei Infektionen mit gramnegativen Erregern und Pilzbefall wurden gleichzeitig beobachtet [20]. Es muß bei dieser Gelegenheit jedoch daran erinnert werden, daß bereits früher, ehe es möglich war, normale Granulozyten in ausreichendem Umfang zu gewinnen, vorteilhafte Ergebnisse auch durch die Übertragung der Zellen von Patienten mit chronischer myeloischer Leukämie auf Patienten mit akuter myeloischer Leukämie gewonnen wurden [10]. Eine Zusammenstellung der zur Erfolgsbeurteilung benutzten Parameter zeigt Tabelle 3.

Die überwiegende Zahl der oben angeführten Ergebnisse wurde unter den in Tabelle 4 aufgeführten Indikationen gewonnen. Die seit einiger Zeit durchgeführten prophylaktischen Transfusionen von Granulozyten gesunder Spender haben die Ergebnisse weiter verbessert. Insbesondere wurde die Erstremissionsrate von Patienten mit akuter myeloischer Leukämie nicht nur durch eine Verbesserung der Chemotherapie sondern vor allem dadurch angehoben, daß keine Patienten mehr durch infektiöse Komplikationen verloren wurden [20].

Tabelle 3. Erfolgskriterien von Granulozytentransfusionen

I. Labortechnische
  1. Posttransfusionelle Granulozytenzahl nach 1 und nach 12 Stunden
      a) In µl (increment)
      b) In µl/m² Körperoberfläche (corrected increment)
  2. Recovery (= % des theoretischen Maximalanstiegs)
  3. Verteilung und Überlebenszeit bestimmt durch
      a) Y – Chromatinnachweis (evtl. Ph^1-Chromosom)
      b) Hautfensterung (Rebuck Technik)
      c) Nachweis von Orogranulozyten
      d) Radioaktive Markierung ($DF^{32}P$, ^{99}Tc-S-Kolloid)

II. Klinische
  1. Fieberlyse
  2. Bakterielle Konversion
  3. Rückbildung und Ausheilung von lokalen Infektionen

III. Statistische
  1. Überlebenszeit
      a) der infektiösen Episode
      b) der Grunderkrankung
  2. Überlebensrate
  3. Remissionsquote bei Leukämien

Tabelle 4. Die Indikation zur therapeutischen Granulozytentransfusion

I. Granulozytenzahl unter 500/mm³
II. Anhaltende Temperaturen über 38° C
III. Sepsis, evtl. Sepsisverdacht
    Bedrohlicher Organbefall mit Problemkeimen
IV. Erschöpfung konventioneller Therapiemöglichkeiten (optimale antibiotische Therapie)
V. Zeitlich limitierte Knochenmarkdepression

Ferner muß darauf hingewiesen werden, daß die genannten Ergebnisse durchweg an Erwachsenen beobachtet wurden, während die Ergebnisse bei Kindern generell als weit besser gelten.

In der Beurteilung der genannten Ergebnisse ist ferner zu berücksichtigen, daß alle positiven Ergebnisse an Patienten mit zeitlich limitierter Knochenmarkdepression beobachtet wurden. Die Ergebnisse bei langdauernden Knochenmarkdepressionen gelten allgemein als so schlecht, daß es beim gegenwärtigen Entwicklungstand der Granulozytensubstitution als nicht ausreichend gegründet gilt, hier aktiv zu werden.

Nebenwirkungen der Leukozytenpräparationen beim *Spender* wurden, sofern die Zellen mit Blutzellseparatoren gewonnen wurden, nur selten beobachtet. Am ehesten wurden Schüttelfröste, die wohl auf unzulängliche Reinigung der Zentrifugentöpfe von Detergentien zurückzuführen sind, festgestellt. Bei Spendern an der Filtrationsleukapherese wurden Druck und Engegefühl auf der Brust, Atembeschwerden und Unterleibsschmerzen bei Frauen beobachtet. Denkbar sind auch Überempfindlichkeiten gegen Antikoagulantien oder bei den Blutzellseparatoren gegen die verwendeten Sedimentationsbeschleuniger. Nebenwirkungen beim *Empfänger* waren zwangsläufig eher zu erwarten. So ließen präexistente Antikörper den Transfusionserfolg vermissen oder bei entsprechender Konstellation konnte es zur Entwicklung einer sogenannten Graft-versus-host-Reaktion kommen [9, 22]. Durch Bestimmung der Immunkompetenz des Empfängers und gegebenenfalls eine Vorbestrahlung der Leukozytenkonzentrate läßt sich dieses Problem unter Kontrolle bringen. Während diese für die Transfusion von Leukozyten aus Blutzellseparatoren beschriebenen Nebenwirkungen beim Empfänger sehr selten sind, kommt es nach der Transfusion von Leukozyten aus der Filtrationsleukapherese auch heute noch meistens zu Temperaturanstiegen beim Empfänger oder zu Schüttelfrösten, wenn die Transfusionsgeschwindigkeit 10^{10} Zellen pro Stunde überschreitet.

Die heute noch relativ seltene Anwendung von Granulozytentransfusionen in der Klinik ist zunächst Folge eines fehlenden Potentials. Nachdem auf dem Gerätesektor technisch wesentlich verbesserte Geräte zu fallenden Preisen erhältlich sind, stellt das Fehlen ausreichender Personalstellen zur Zeit das Haupthindernis dar. Probleme entstehen jedoch auch durch unzulängliche organisatorische Vorbereitungen. Durch einen gut vorbereiteten Einsatz und gezieltes Vorgehen lassen sich unkritische Anwendungen sowie ungerechtfertigte Erfolgserwartungen vermeiden und Kosten senken [12]. Bisher wird auf vielen Stationen an Granulozytentransfusionen erst zuletzt gedacht, wenn die Patienten in eine besonders schwierige Situation geraten sind. In einer solchen Notfallsituation lassen sich die erforderlichen Voruntersuchungen meist nicht mehr durchführen, so daß sozusagen „blind" transfundiert werden muß. Es erstaunt nicht, wenn die dann erzielten Transfusionsergebnisse enttäuschen.

Die Kriterien der Spenderauswahl und gleichzeitig die Reihenfolge des Vorgehens zeigt Tabelle 5. Die erforderlichen Voruntersuchungen des Empfängers umfassen:
1. Histokompatibilität (AB0, Rh, HL-A),
2. Ausschluß von Leukozytenantikörpern (leukozytenagglutinierende, lymphozytotoxische, granulozytenspezifische Antikörper).

Diese Untersuchungen sollten zusammen mit der Erstellung einer Transfusionsanamnese am besten mit der ersten stationären Aufnahme eines Patien-

Tabelle 5. Kriterien der Spenderauswahl

I. Motivation

II. Physische Eignung
  1. Durchflußintensive Armvenen
  2. Ausschluß potentieller Risiken
     a) Blutungsquellen
     b) Herz-Kreislaufschäden
     c) Krampfbereitschaft
     d) Übertragbare Infektionskrankheiten

     durch Anamnese, klinische Untersuchung, EKG, Thoraxübersicht, labormedizinischer Status, HAA, WaR, ggf. Zusatzuntersuchungen

III. Histokompatibilität (ABO, Rh, HL-A)
  1. Identische oder kompatible Verwandte
  2. Möglichst kompatible Fremdspender
  3. Im Notfall: Nur ABO verträgliche Spender

---

ten, insbesondere eines Leukämiepatienten, durchgeführt werden. Es empfiehlt sich zum frühest möglichen Zeitpunkt eine Spenderliste aufzustellen, in der die Spender mit Telefonnummer und Adresse in der Reihenfolge ihrer Eignung eingetragen werden und damit jederzeit im Notfall abrufbar sind. Den typischen Bedarfsfall zeigt Tabelle 4. Sollte es gelingen, das notwendige Potential bereit zu stellen, kann man mit einer Erweiterung der Indikationen rechnen und, entsprechend den günstigen amerikanischen Erfahrungen, gegebenenfalls auch prophylaktische Granulozytentransfusionen durchführen. Zur Beurteilung des Transfusionserfolges ist eine enge Rückkoppelung zwischen Station und Präparationsbereich empfehlenswert. Sie kann am einfachsten in Form eines Transfusionsberichtes, der die wesentlichsten, einfach zu messenden Effizienzparameter und die Nebenwirkungen registriert, erfolgen. Aufgrund eines solchen Berichtes kann dann von der präparativen Einheit eine weitere Spenderselektion vorgenommen werden, so daß die für einen bestimmten Patienten besonders geeigneten Spender erneut und weniger geeignete nicht mehr herangezogen werden.

Zusammenfassend läßt sich feststellen, daß, bedingt durch die zunehmende bakterielle Resistenzentwicklung, den Selektionsdruck wie auch bestimmte Versagensquoten, die antibiotische Behandlung bakterieller Komplikationen bei Patienten im Stadium der myeloischen Insuffizienz, obwohl nach wie vor noch das Fundament der supportiven Therapie, doch mit zunehmender Skepsis zu betrachten ist. Diese Skepsis ist umso mehr berechtigt, als sich durchaus wertvolle Ergänzungen, wenn nicht gar Alternativen, bieten. Eine biologische Therapie zum Ausgleich des Defizits der körpereigenen Abwehr ist teils in Form einer humoralen Therapie, teils in Form von Granulozytentransfusionen bereits vorhanden. Es sollte unser Anliegen sein, Potential und Organisation zu schaffen, diese vorhandenen methodischen Möglichkeiten adäquat zu nutzen und sie weiter zu verbessern.

Literatur

1. Arnold R, Pflieger H, Dietrich M, Heimpel H (1977) Blut 35:504
2. Athens JW (1970) In: Gordon AS (ed) Regulation of hematopoiesis. Appleton-Century-Crofts, New York, p 1143
3. Borberg H (1978) In: Cell-Separation and cryobiology. Schattauer, Stuttgart, p 301
4. Borberg H (1978) Exp Hemato [Suppl 3] 6:104
5. Djerassi I (1977) Exp Hemato [Suppl 1] 5:139
6. Djerassi I, Goldman JM, Murray KH (1977) Exp Hematol [Suppl 1] 5
7. Djerassi I, Kim JS, Ohanisssian H (1978) In: Cell-separation and cryobiology. Schattauer, Stuttgart, p 168
8. Eyre HJ, Goldstein IM, Perry S, Graw jr RG (1970) Blood 36:432
9. Ford JM, Cullen MH, LUcey JJ, Tobias JS, Lister TA (1976) Lancet 2:1167
10. Freireich EJ, Levin RH, Wang J (1964) Ann NY Acad Sci 113:1081
11. Freireich EJ, Hester JP, McCredie KB (1978) In: Cell-separation and cryobiology. Schattauer, Stuttgart, p 262
12. Graubner M, Kretschmer V, Müller–Eckhardt C, Löffler H (1978) Verh Dtsch Ges Inn Med 84–131
13. Graw RG jr, Goldstein IM, Eyre HJ, Terasaki PI (1970 Lancet 2:77
14. Graw RG jr, Herzig G, Perry S, Henderson ES (1972) N Engl J Med 287/8:367
15. Hersh EM, Bodey GP, Nies BA, Freireich EJ (1965) JAMA 19/2:99
16. Hester JP, McCredie KP, Freireich EJ (1976) Blut 32/4:253
17. Higby DJ, Henderson ES (1975) Ann Rev Med 26:289
18. Higby DJ (1977) Exp Hematol [Suppl 1] 5:57
19. McCedie KB, Hester JP, Freireich EJ (1977) Exp Hematol [Suppl 1] 5:33
20. McCedie KB, Hester JP, Dicke KA, Freireich EJ (1978) Curr Probl Cancer 3/1:4
21. Pflieger H, Arnold R, Dietrich M, Goldmann SF, Niethammer D (1977) Helv Paediatr Acta 32:241
22. Salfner B, Borberg H, Krüger G, Schumacher K, Siebel E (1978) Blut 36:27
23. Schiffer CA, Buchholz DH, Aisner J, Betts SW, Wernik PH (1975) Am J Med 58:73
24. Senn HJ, Meuret G, de Fliedner V, Fopp M (1978) In: Cell-separation and cryobiology. Schattauer, Stuttgart, p 163

Elimination und Organverteilung von intravenös verabreichtem Immunglobulin und Immunglobulinfragmenten

J. Ring und K. H. Duswald

Einleitung

Intravenös applizierbare Humangammaglobulinpräparate haben in Prophylaxe und Therapie verschiedenster Erkrankungen weite klinische Anwendung mit steigender Tendenz gefunden [1, 2, 11, 13]. Da das durch Cohnsche Fraktionierung gewonnene Standardgammaglobulin wegen seiner unspezifischen Komplementaktivierung und der darauf zurückgeführten Unverträglichkeitsreaktionen [1, 2] nicht intravenös appliziert werden sollte, stellen die derzeit gebräuchlichen i. v. Gammaglobuline (GG) Modifikationen dar, die durch verschiedenste chemische oder physikalische Manipulationen gewonnen werden. Dabei entstehen unterschiedliche Präparate, deren gebräuchlichste Vertreter im folgenden kurz vorgestellt werden sollen.

Im wesentlichen haben wir es mit zwei Gruppen zu tun: Gespaltene und ungespaltene Produkte (Tabelle 1).

Naturgemäß bestehen Unterschiede in der biologischen Aktivität zwischen 7 S-IgG und IgG-Fragmenten; in Tabelle 2 sind diese schematisch dargestellt. Die Spezifität der Antigenerkennung kommt natürlich nur den Fab-enthaltenden Präparaten zu, wobei jedoch auch die neutralisierende Wirkung (z. B. antitoxischer Effekt) von Fab im Vergleich zu $F(ab')_2$ deutlich verringert ist [16]. Die

Tabelle 1. I. v. Gammaglobulinpräparate

	Produktionsweg	Produkt	Literatur
Ungespalten:	Säurebehandlung bei pH 4	7S–IgG	[1, 2]
	β-Propiolactonbehandlung	7S–IgG	[39, 40]
	Adsorptionsverfahren (Kohle, Polyäthylenglykol)	7S–IgG	[28, 38]
Gespalten:	Pepsinbehandlung	$F(ab')_2$	[29]
	Plasminbehandlung	Fab, Fc (Subklassen IgG2 und IgG4 intakt)	[3, 4, 32]

Tabelle 2. Biologische Aktivität von Immunglobulinfragmenten

Protein	Antigenbindung	Interaktion mit Makrophagen	Komplement	Immunelimination
IgG	+	+ (aber nicht: IgG2 und IgG4)	+	+
Fab	+ (abgeschwächt)	−	−	−
F(ab')$_2$	+	−	+ (Nebenschluß)	(schwach, im Ak-Überschuß)
Fc	−	+	+	−

Bindung an Neutrophile und Makrophagen erscheint dagegen an die Struktur des Fc-Endes gebunden [20, 41, 44] und ist vor allen Dingen ein Charakteristikum der IgG-Subklassen 1 und 3 [33]. Die Interaktion mit dem Komplementsystem über den klassischen Weg ist ebenfalls eine Fc-Funktion. In einigen Modellen konnte eine Aktivierung des alternativen Weges durch F(ab')$_2$-Fragmente nachgewiesen werden [12, 15, 21], in anderen nicht [34]. Entsprechendes folgt für die biologische Funktion der Immunelimination, d. h. der Elimination des Antigens durch den Antikörper [20, 43].

Neben Unterschieden in der biologischen Aktivität bestehen Differenzen im Eliminationsverhalten zwischen 7S-IgG und IgG-Fragmenten. Mit dieser Frage soll sich die vorliegende Arbeit im wesentlichen befassen.

Halbwertszeit von Immunglobulinen

Die meisten Informationen liegen zur Frage der intravasalen Halbwertszeit vor. Es gibt im wesentlichen drei Methoden zu ihrer Bestimmung: Radioaktive Markierung (am häufigsten), immunchemischer Nachweis und Nachweis biologischer Aktivität, z. B. Antikörper-Titer.

Danach ergeben sich für die verschiedenen Immunglobulinklassen am Menschen die in Tabelle 3 zusammengestellten Halbwertszeiten im Plasma. Diese Durchschnittswerte wurden an Normalpersonen, z. T. unter Verwendung von markiertem Myelomimmunglobulin, gewonnen [33, 35].

Unter bestimmten Bedingungen oder bei bestimmten Erkrankungen können sich diese Werte ändern. Während normalerweise ca 7% des markierten IgG pro Tag abgebaut werden, ist diese Rate bei Sensibilisierung gesteigert [8, 43]; darauf beruht auch das Prinzip der Antigeneliminationstechnik, wie sie als diagnostischer Test vereinzelt Anwendung fand [30].

Tabelle 3. Halbwertszeit verschiedener Immunglobulinklassen

	Tage
IgG1	23
IgG2	23
IgG3	16
IgG4	23
IgA1	6
IgA2	6
IgM	5
IgD	3
IgE	2

Tabelle 4. I. v. Gammaglobulin: Halbwertszeit im Plasma am Menschen

IgG	Halbwertszeit (Tage)	Autoren	
Standard	22	Barandun et al.	[1]
Säure-pH-4-IgG	13	Koblet et al.	[17]
	9,5	Ring et al.	[24]
β-Propiolacton-IgG	4–12	Bläker et al.	[6]
	15	Barundun et al.	[3]
	9,7	Ring et al.	[24]
Pepsinbeh. IgG	0,5	Bläker et al.	[6]
	1,8	Ring et al.	[24]
Plasminbeh. IgG:			
Subklassen IgG2, IgG4	20	Barundun et al.	[3]
Fc	9	Barundun et al.	[3]
Fab	0,3	Barandun et al.	[3]

Bei Rheumatikern wird autologes IgG schneller eliminiert [7], bei postoperativer Sepsis sind die IgG-Halbwertszeiten ebenfalls stark erniedrigt [9, 24].

Einfluß chemischer Modifikation auf die intravasale Halbwertszeit

In Tabelle 4 wird ein kurzer Überblick über die Literatur zu dieser Frage gegeben, soweit sie Befunde am Menschen betrifft. Es bestehen offensichtlich deutliche Unterschiede in der intravasalen Verweildauer zwischen verschiedenen GG-Präparaten: Besonders auffällig ist hierbei die extrem kurze Halbwertszeit des pepsinbehandelten GG. Innerhalb des Plasmin-GG-Präparates muß nach den verschiedenen Bestandteilen differenziert werden: Die intakten Subklassen IgG2 und IgG4 haben ebenso wie die Fc-Fragmente eine relativ lange Halbwertszeit; die Fab-Fragmente werden jedoch in Zeiträumen von

Tabelle 5. I. v. Gammaglobulinhalbwertszeit: Experimentelle Studien

Herkunft	Empfänger	Protein	Halbwertszeit (Tage)	Autoren
Maus	Maus	IgG (7S)	4	Spiegelberg
		Fab	0,5	u. Weigle [36]
		F(ab')$_2$	0,5	
		Fc	1	
Mensch	Maus	IgG (7S)	4,5	Spiegelberg
		Fab	0,5	u. Weigle [36]
		F(ab')$_2$	0,5	
		Fc	2,9	
Hund	Hund	IgG (nativ)	8,7	Ring et al. [26]
		IgG (β-Prop.)	8,5	
		Pepsinbeh. IgG	4,5	
Mensch	Hund	IgG (nativ)	8,1	Ring et al. [26]
		IgG (β-Prop.)	7,5	
		Pepsinbeh. IgG	0,5	

Stunden ausgeschieden. Es handelt sich bei diesen Zahlen um Studien, die zum Teil an immundefizienten Patienten, zum Teil an Normalpersonen durchgeführt wurden. Eine Sensibilisierung kann bei Verwendung von allogenen GG-Präparaten – mit seltenen Ausnahmen [22] – in der Regel ausgeschlossen werden.

Im Tierexperiment fanden mehrere Autoren ähnliche Unterschiede in den Halbwertszeiten verschiedener IgG-Präparationen (Tabelle 5). 7S–IgG hat naturgemäß die längste Halbwertszeit, gefolgt von Fc; am schnellsten werden Fab- und F(ab')$_2$-Fragmente eliminiert. Die am Hund beobachteten Unterschiede zwischen allogenen und xenogenen Pepsin-GG-Präparaten lassen sich am ehesten durch die unterschiedliche Intensität der Pepsinbehandlung von Hunde- und Human-GG (höherer Anteil hochmolekularer Bestandteile beim Hunde-GG) in der betreffenden Studie erklären [26].

Gammaglobulinausscheidung im Urin

Im gleichen Maße, in dem die applizierte Radioaktivität aus dem Blut verschwindet, erscheint sie im Urin. Tabelle 6 faßt einige der wichtigsten Ergebnisse tierexperimenteller und klinischer Studien zu dieser Frage zusammen. Generell läßt sich sagen, daß Fragmente schneller ausgeschieden werden als 7S-IgG. Mit zunehmender Beobachtungsdauer steigen die Radioaktivitätskonzentrationen im Urin natürlich an. Nach 3 Tagen sind an der Maus 80–90% des fragmentierten IgG ausgeschieden [37], beim Menschen 45% der mit F(ab')$_2$-Fragmenten applizierten Radioaktivität [10, 31].

Tabelle 6. Gammaglobulinausscheidung im Urin (% Radioaktivität)

Herkunft	Empfänger	Protein	% Radioaktivität	Autoren
			nach 3 Tagen	
Maus	Maus	IgG (7S) Fab F(ab')$_2$ Fc	46 86[a] 78 68	Spiegelberg u. Weigle [36]
Mensch	Maus	IgG (7S) Fab F(ab')$_2$ Fc	41 85[a] 97 86[a]	Spiegelberg u. Weigle [36]
			nach 12 h	
Mensch	Mensch	IgG (β-Prop.) F(ab')$_2$	0 5[a]	Bläker et al. [6]
			nach 3 Tagen	
Mensch	Mensch	IgG (nativ) IgG (β-Prop.) F(ab')$_2$	15 16 45	Duswald et al. [10]
			nach 6 h	
Hund	Hund	IgG (nativ) IgG (β-Prop.) F(ab')$_2$	3 3 8	Ring et al. [26]

[a] Mehr als 5% der Radioaktivität an Protein gebunden

Die aufgeführten Werte stellen Radioaktivitäten dar. Von besonderem Interesse ist deshalb die Frage, wieviel von dieser Radioaktivität an Protein gebunden ist. Hier liegen zum Teil widersprüchliche Befunde vor, die jedoch bei genauerer Betrachtung gar nicht so gegensätzlich sind: Fab-Fragmente scheinen tatsächlich als Protein durch die Niere ausgeschieden zu werden, vielleicht auch menschliches Fc, zumindest an der Maus [36]. F(ab')$_2$ und 7S-IgG dagegen werden offensichtlich zu kleineren Bruchstücken, Oligopeptiden oder Aminosäuren degradiert, bevor sie ausgeschieden werden; die hier gemessene Radioaktivität ist nicht mehr an Proteine (wie z. B. mit Radiochromatographie bestimmt: Molekulargewicht größer 6000) gebunden. Bei Patienten mit Immundefizienz und Infektionserkrankungen fanden Bläker et al. jedoch intaktes F(ab')$_2$ im Urin [6]. Hier könnten Veränderungen der Nierenfunktion kausal zur Erklärung herangezogen werden.

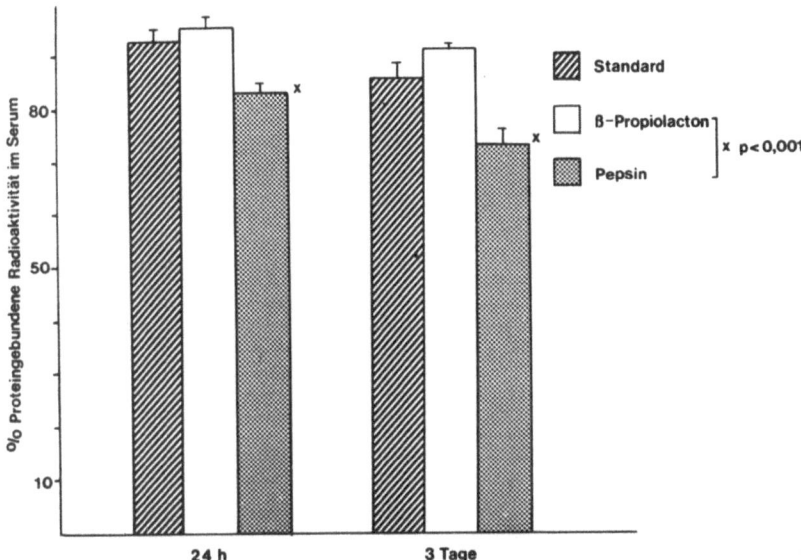

Abb. 1. Ergebnisse der Radiochromatographie von Hundeserum nach i. v. Applikation von 125-I-Hundegammaglobulin verschiedener Modifikationen ($n = 5$). Die Säulen zeigen den Anteil der proteingebundenen Radioaktivität im Serum (Aus Ring u. Duswald [23])

Dieser Abbau von i. v. GG läßt sich auch im Blut nachweisen, wenn mithilfe der Radiochromatographie der Anteil des an hochmolekulare Strukturen gebundenen Jods bestimmt wird (Abb. 1). $F(ab')_2$-Fragmente unterliegen tatsächlich einem wesentlich rascheren Abbau als 7S–IgG.

Intra-extra-vaskuläre Verteilung von i. v. GG

GG verschwindet aus dem Blut und erscheint – z. T. in Form von Bruchstücken – im Urin. Was geschieht dazwischen? Zunächst kommt es zu einer intra-extravaskulären Verteilung des applizierten Proteins. IgG verhält sich hierbei anders als Albumin. Hierüber liegen tierexperimentelle Daten von Nakamura et al. [19] vor, die anhand der Bestimmung des Lymphflusses und der Konzentration des applizierten Proteins in der Lymphe den nach Erreichen des Gleichgewichts extravasal befindlichen Anteil bestimmten (Tabelle 7). So verteilt sich Albumin zu 65%, IgG zu 52% – hier besteht kein Unterschied zwischen xenogenem und allogenem IgG – und IgM zu 25% im Extravasalraum.

Tabelle 7. Serumproteine: intra-, extravaskuläre Verteilung am Kaninchen

Herkunft	Protein	extravaskulär (%)	C_L/C_P	Halbwertszeit (Tage)
Kaninchen	Albumin	65	0,67	5,7
	IgG	52	0,48	6,0
	Fibrinogen	20	0,18	2,5
Rind	Thyreoglobulin	27	0,24	2,1
Mensch	IgG	52	0,50	4,7
	IgM	25	0,25	1,6

Am Menschen fand Rossing [27] ähnliche Verhältnisse. Er bestimmte darüber hinaus die transcapillary escape rate, die für Albumin 5, für IgG 3 und für IgM 1%/h beträgt. Interessant ist, daß nach dieser Berechnung die extravasale transit time für die verschiedenen Serumproteine deutliche Unterschiede zwischen den einzelnen Organen aufweist; Muskel und speziell Haut zeichnen sich durch eine besonders lange extravasale Verweildauer (6 Tage und mehr) aus.

Organverteilung von i. v. GG

Dies führt uns zur Frage der Organverteilung von i. v. appliziertem GG. Schlagen sich die Unterschiede in der intravasalen Halbwertszeit in einer vermehrten Gewebegängigkeit bestimmter IgG-Modifikationen nieder, wie von einigen Autoren [6, 14, 42] vermutet wird?
Quantitative Organverteilungsstudien sind am Menschen nur schwer durchzuführen. Wir untersuchten diese Frage deshalb am Hund, wobei allogene GG-Präparate zur Anwendung kamen, die in einer Dosis von 7 mg/kg nach Jodmarkierung (0,4 µCi/mg Protein) i. v. appliziert wurden [26]. Nach unterschiedlichen Zeiträumen wurden die Tiere entblutet (bis zu 75% des errechneten Blutvolumens) und die Radioaktivität in verschiedenen Organproben gemessen. Abbildung 2 zeigt die Ergebnisse einiger Organe nach 24 h: In Lunge, Herz und Muskel fanden sich bereits signifikant erniedrigte Werte für Pepsin-GG im Vergleich zu β-Propiolactonbehandeltem GG.
Nach 3 Tagen werden die Unterschiede noch auffälliger (Abb. 3). In nahezu allen untersuchten Organen findet sich signifikant weniger des pepsinbehandelten Präparates. Der gleiche Trend setzt sich bei einer Messung am 10. Tag fort.
Im xenogenen System, d. h. nach Gaben von Human-IgG verschiedener Präparation, waren die Unterschiede noch ausgeprägter (Abb. 4). Besonders interes-

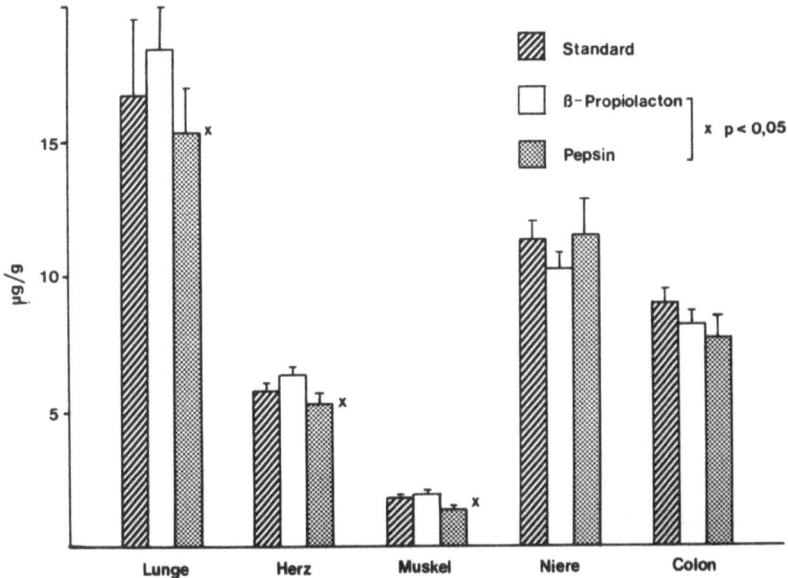

Abb. 2. Organverteilung von Hundegammaglobulin verschiedener Modifikation 24 h nach i. v. Applikation am Hund ($n = 5$) (Aus Ring u. Duswald [23])

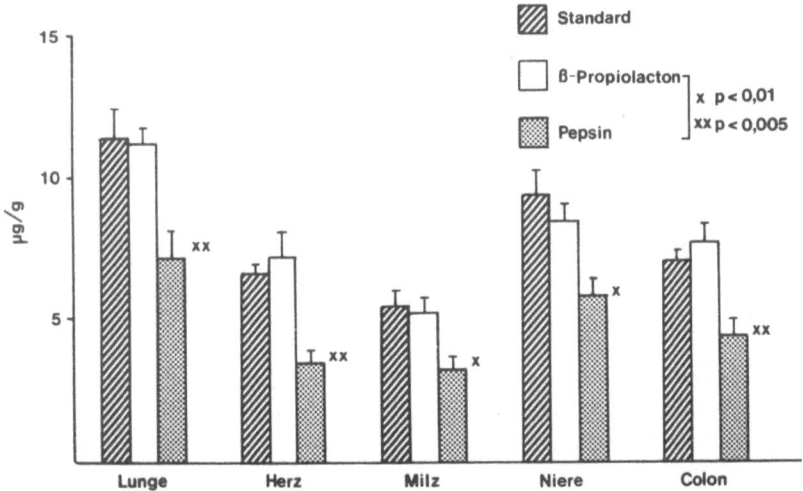

Abb. 3. Organverteilung von Hundegammaglobulin verschiedener Modifikation ($n = 5$) 3 Tage nach i. v. Applikation am Hund (µg Gammaglobulin/g Organ) (Aus Ring u. Duswald [23])

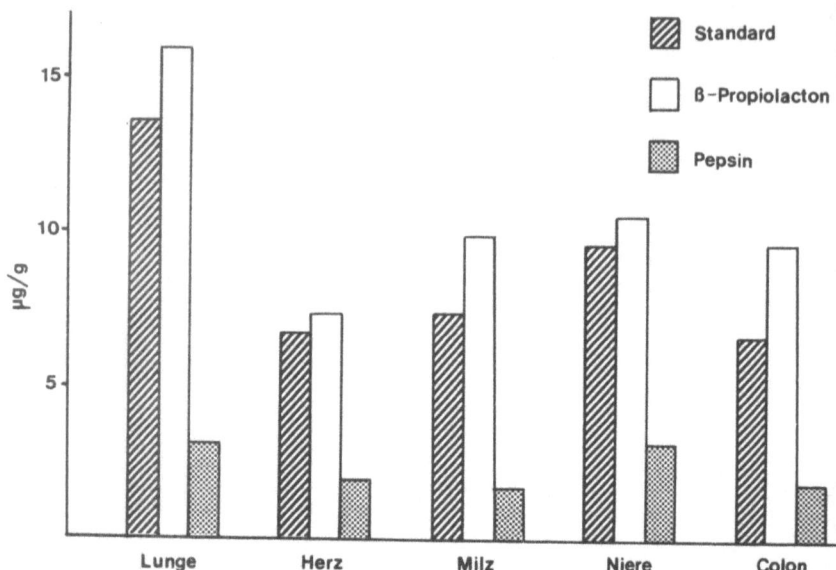

Abb. 4. Organverteilung von Humangammaglobulin verschiedener Modifikation (Standardgammaglobulin Biotest, β-Propiolacton-GG = Intraglobin, Pepsin-GG = Gammavenin) 3 Tage nach i. v. Applikation am Hund

sant erscheinen die Messungen in der Haut; hier decken sich unsere Befunde mit denen von Rossing [25, 27]: Wie Abb. 5 zeigt, fällt die GG-Konzentration verschiedener IgG-Modifikationen in der Haut wesentlich langsamer ab als im Blut. Dies gilt für allogene wie für xenogene (Abb. 6) IgG-Präparate. Diese Befunde lassen an eine Bindung des i. v. applizierten GG in der Haut denken, möglicherweise an Fc-rezeptortragende Zellen. Bei dem menschlichen pepsinbehandelten Präparat, das keine oder nur Spuren von Fc-haltigem IgG enthält, war dieser Effekt auch am schwächsten ausgeprägt.

Intrazelluläre Verteilung von GG

Großes Aufsehen hat in den letzten Jahren die Diskussion um eine mögliche intrazelluläre Verteilung von GG erregt. Auch hier liegen auf den ersten Blick widersprüchliche Untersuchungen vor, die in Tabelle 8 zusammengefaßt sind. Vollerthun et al. [42] fanden an der Maus eine intrazelluläre Anreicherung von $F(ab')_2$-Fragmenten, nicht jedoch von 7S-IgG. Mitrenga et al. [18] untersuchten nur Standard-GG und fanden in relativ hohen Dosen eine dann weiter dosisabhängige intrazelluläre Verteilung in der Leber. Nach Gabe von 360 g/

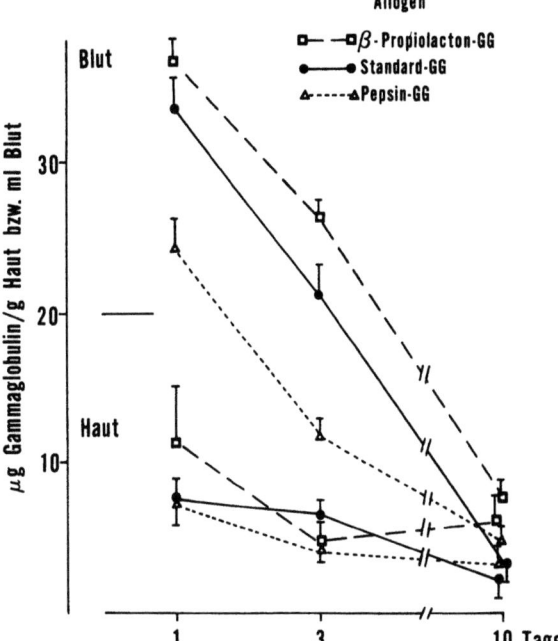

Abb. 5. Konzentration von intravenös applizierten Gammaglobulinen verschiedener Modifikation in Blut und Haut von Hunden ($\bar{x} \pm \overline{sx}$). Mittelwerte aus jeweils 5 Bestimmungen für Tag 1 und Tag 3 (ausgenommen die Haut der β-Propiolactongruppe an Tag 3: hier nun $n = 4$; der niedrige Wert erklärt sich möglicherweise aus dem Fehlen eines Meßwertes von einem Versuchstier mit hohen Ausgangskonzentrationen). Die 10-Tageswerte stellen Mittelwerte von jeweils zwei Versuchstieren dar (Aus Ring et al. [25])

Tabelle 8. Gammaglobulin: Intrazelluläre Verteilung

Herkunft	Empfänger	Dosis	7S–IgG	F(ab')$_2$	Autoren
Mensch	Maus	(g/70 kg) 12	∅	+	Vollerthun
		230	∅	+	et al. [42]
Maus	Maus	180	Schwach	–	Mitrenga
		270	Einzelne Zellen	–	
		360	Viele Leberzellen	–	
Mensch	Mensch	10	∅	∅	Bauer et al. [5]

∅ = negativ; – = nicht durchgeführt

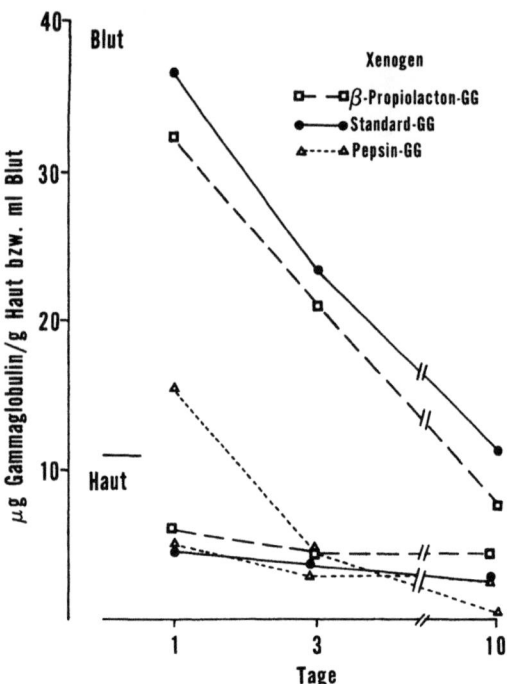

Abb. 6. Konzentration von intravenös applizierten xenogenen Gammaglobulinen in Blut *(oben)* und Haut *(unten)* von Hunden. Die xenogenen Präparate waren: β-Propiolacton = Intraglobin, Standard = Standardhumangammaglobulin Biotest, Pepsin = Gammavenin (Aus Ring et al. [25])

70 kg (zur leichteren Umrechnung auf die klinische Situation) war mit Immunfluoreszenz IgG in der Mehrzahl der Leberzellen nachweisbar. Elektronenoptisch zeigten die Autoren, daß sich dieser Vorgang durch „Makropinozytose" abspielt, wobei die Proteintropfen mit den Lysosomen verschmelzen; es kommt zur Bildung von Phagolysosomen und dann zur Inaktivierung des IgG.

Am Menschen untersuchten Bauer et al. [5] diese Frage. In der Rektumschleimhaut ließen sich 3 h nach der Infusion von GG weder 7S-IgG noch F(ab')$_2$-Fragmente nachweisen. Die Autoren verwenden eine klinisch übliche Dosis von 10 g.

Es scheint demnach so zu sein, daß nach Gabe extrem hoher Dosen von GG dieses tatsächlich intrazellulär nachgewiesen werden kann, daß dieses Phänomen für die klinische Anwendung am Menschen jedoch höchstwahrscheinlich ohne Bedeutung ist.

Zusammenfassung

Zusammenfassend läßt sich sagen, daß in Organverteilung und Elimination von GG deutliche Unterschiede zwischen einzelnen IgG-Modifikationen bzw. -Fragmenten bestehen. Aus den Verteilungs- und Eliminationsstudien ergibt sich kein Hinweis auf einen möglichen klinischen Vorteil von Immunglobulinfragmenten im Vergleich zu ungespaltenen Gammaglobulinen. Diese Befunde sollten dem behandelnden Arzt bekannt sein und den Wissenschaftlern Anlaß geben, weiter nach dem optimalen i. v. GG zu suchen. Dies ist in Anbetracht der Herkunft und des Preises dieses Biologikums eine ethische Verpflichtung.

Literatur

1. Barandun S (1964) Die Gammaglobulin-Therapie. Chemische, immunologische und klinische Grundlagen. Bibl Haematol 17:1
2. Barandun S, Kistler P, Jeunet F, Isliker H (1962) Intravenous administration of human gamma globulin. Vox Sang 7:157
3. Barandun S, Castel F, Makula MF, Morell A, Plan R, Skvaril F (1975) Clinical tolerance and catabolism of plasmin-treated gamma globulin for intravenous application. Vox Sang 28:157
4. Barandun S, Skvaril F, Morell A (1976) Prophylaxe und Therapie mit Gammaglobulin. Schweiz Med Wschenschr 106:533
5. Bauer HW, Bertling J, Romen W (1979) In vivo-Studie zur Wirksamkeit der i. v. Immunglobulin-Therapie. Fortschr Med 97:475
6. Bläker F, Hellwege HH, Mai K (1972) Plasmaelimination intravenös verträglicher menschlicher Immunglobuline bei Patienten mit humoralen Immundefekten. DMW 97:1151
7. Catalano M, Krick EH, DeHeer DH, Nakamura RM, Theofilopoulos AN, Vaughan JH (1977) Metabolism of autologous and homologous IgG in rheumatoid arthritis. J Clin Invest 60:313
8. Dixon FJ, Talmage DW, Maurer PH, Deichmiller M (1952) The half-life of homologous gamma-globulin (antibody) in several species. J Exp Med 96:313
9. Duswald KH, Ring J, Schildberg FW, Brendel W (1976) Verhalten von IgG, IgA und IgM bei aseptischen und septischen postoperativen Verläufen. Langenbecks Arch Chir [Suppl] Chir. Forum 1976:68
10. Duswald KH, Ring J, Bachmann T, Stephan W, Brendel W (1977) Einfluß chemischer Modifikationen auf die Organverteilung allogener i.v. Gammaglobuline. Kongr Ber Österr Ges Chir 1977:910
11. Duswald KH, Müller K, Seifert J, Ring J (1980) Zur Frage der Wirksamkeit von i. v. Gammaglobulin gegen bakterielle Infektionen chirurgischer Patienten. Münch Med Wochenschr 122:832
12. Ehrnst AC (1977) Complement activation by measles virus cytotoxic antibodies. Alternative pathway C activation by hemagglutination-inhibition antibodies but classical activation by hemolysis antibodies. J Immunol 118:533
13. Hollmann M (1979) Trendanalyse der Arzneimittelverordnungen eines Allgemeinkrankenhauses zwischen 1975 und 1977. Med Klin 74:75
14. Janeway CA, Merler E, Rosen FS, Salmon S, Crain JD (1968) Intravenous gamma

globulin. Metabolism of gamma globulin fragments in normal and agammaglobulinemic persons. N Engl J Med 278:919
15. Johannsen R, Enders B, Seiler FR (1977) Hemolytic and lympholytic properties of F(ab')$_2$ fragments of antibodies: activation of complement via the alternate pathway. Z Immunitaetsforsch Immunobiol 153:313
16. Kneapler D, Cohen P (1977) Effect of fragmentation of tetanus immune globulin (human) on neutralization of tetanus toxin. Vox Sang 32:159
17. Koblet H, Barandun S, Diggelmann H (1967) Turnover of standard-gammaglobulin, pH-4-gammaglobulin and pepsin desaggregated gammaglobulin and clinicial implications. Vox Sang 113:93
18. Mitrenga D, Arnold W, Müller O, Mayersbach H von (1975) The fate of injected human IgG in the mouse liver. Uptake, immunological inactivation, and lysosomal reactions. Cell Tissue Res 156:359
19. Nakamura RM, Spiegelberg HL, Lee S, Weigle WO: (1968) Relationship between molecular size and intra- and extravascular distribution of protein antigens. J Immunol 100:376
20. Ovary Z, Saluk PH, Quijada L, Lamm ME (1976) Biological activities of rabbit immunoglobulin G in relation to domains of the Fc-region. J Immunol 116:1265
21. Perrin LH, Joseph BS, Cooper NR, Oldstone MBA (1976) Mechanism of injury of virus-infected cells by antiviral antibody and complement: participation of IgG, F(ab')$_2$, and the alternative complement pathway. J Exp Med 143:1027
22. Ring J (1978) Anaphylaktoide Reaktionen nach Infusion natürlicher und künstlicher Kolloide. Springer, Berlin Heidelberg New York
23. Ring J, Duswald KH (1980) Probleme der intravenösen Gammaglobulintherapie. Klin Wochenschr 58:797
24. Ring J, Duswald KH, Seifert J, Brendel W (1976) Immunologischer Eigenschaften, Aggregatgehalt und Halbwertszeit verschiedener i. v. Humangammaglobulinpräparate. Langenbecks Arch Chir [Suppl] Chir Forum 1976:63
25. Ring J, Duswald KH, Bachmann T, Stephan W, Brendel W (1977) Konzentration intravenös applizierter Gammaglobulin-Präparate in der Hundehaut. Arch Dermatol Res 260:201
26. Ring J, Duswald KH, Bachmann R, Scheel J von, Stephan W, Brendel W (1978) Elimination and organ distribution of intravenously administered allogeneic and xenogeneic IgG modifications (standard IgG, F(ab')$_2$-fragments and β-propiolactone treated IgG) in dogs. Res Exp Med 173:209
27. Rossing N (1978) Intra- and extravascular distribution of albumin and immunoglobulin in man. Lymphology 11:138
28. Schneider W, Wolter D, McCarty LJ (1975) Alternatives for plasma fractionation. XIV. Congress of the International Society of Blood Transfusion, July 27th–Aug. 1st, Helsinki
29. Schultze HE, Schwick G (1962) Über neue Möglichkeiten intravenöser Gammaglobulin-Applikation. DMW 87:1643
30. Seifert J, Fateh-Moghadam A, Hopf U, Land W, Brendel W, Lob G (1971) Die Antigeneliminationstechnik beim Hund. Z Gesamte Exp Med 156:157
31. Seifert J, Duswald KH, Bachmann T, Ring J, Stephan W, Brendel W (1977) Organverteilung und Elimination von Gammaglobulinen verschiedener Herstellung beim Hund. In: Spiess H S 35 (Hrsg) Immunglobuline in Prophylaxe und Therapie. Deutsches Grünes Kreuz, Marburg
32. Sgouris JT (1967) Preparation of plasmin treated immun serum globulin for intravenous use. Vox Sang 13:71

33. Spiegelberg HL (1974) Biological activities of immunoglobulins of different classes and subclasses. Adv Immunol 19:259
34. Spiegelberg HL, Götze O (1972) Conversion of C3 proactivator and activation of the alternate pathway of complement activation by different classes and subclasses of human immunoglobulins. Fed Proc 31:655
35. Spiegelberg HL, Grey HM (1968) Catabolism of human γG immunoglobulins of different heavy chain subclasses. II. Catabolism of γG myeloma proteins in heterologous species. J. Immunol. 101:711
36. Spiegelberg HL, Weigle WO (1965) The catabolism of homologous and heterologous 7 S gamma globulin fragments. J Exp Med 121:323
37. Spiegelberg HL, Weigle WO (1966) Studies on the catabolism of γG subunits and chains. J Immunol 95:1034
38. Steinbuch M, Audran R, Amouch P, Blatrix C (1967) The preparation of γ-globulin for intravenous use in Paris. Vox Sang 13:103
39. Stephan W (1969) Beseitigung der Komplementfixierung von Gammaglobulin durch chemische Modifizierung mit Beta-Propiolacton. Z Klin Chem Klin Biochem 7:282
40. Stephan W (1975) Undegraded human immunoglobulin for intravenous use. Vox Sang 28:422
41. Tympner KD, Klose G, Janka G, Liegel B (1978) Einfluß intravenös verträglicher Immunglobuline auf die Phagozytoseleistung der Granulozyten in vitro. Münch Med Wochenschr 120:251
42. Vollerthun R, Sedlacek HH, Ronneberger H (1977) Gewebeverteilung von nativem und enzymbehandeltem Human-Immunglobulin. DMW 102:684
43. Weigle WO, Dixon FJ (1958) Relationship of circulating antigen-antibody complexes, antigen elimination and complement in serum sickness. Proc Soc Exp Biol Med 99:226
44. Yameen D, Ellerson JR, Dorrington KJ, Painter PH (1976) The distribution and function of immunoglobulin domains. J Immunol 116:518

Therapie infektiös entzündlicher Erkrankungen des Zentralnervensystems mit intravenös und intrathekal applizierten Immunglobulinen (Ig)

I. Neu

Die Behandlung infektiös-entzündlicher Erkrankungen mit Immunglobulinen geht in erster Linie auf Pädiater zurück, da die Therapieergebnisse trotz der Entwicklung besser liquorgängiger Antibiotika bei der eitrigen Meningitis immer noch unbefriedigend sind. Die Letalität liegt zwischen 10 und 20% und die Defektheilung zwischen 20 und 30%. Diese schlechten Therapieergebnisse führten zu dem Einsatz von Ig, auch gestützt darauf, daß gerade bei Kindern in vielen Fällen mit einer Störung der Antikörperbildung und der Bakterizidie gerechnet werden muß.

Auch bei manchen Virusinfektionen des ZNS, beispielsweise beim Zoster, bei der subakut sklerosierenden Panenzephalitis (ssPE) und anderen Virusinfektionen, wird eine unzureichende Immunantwort vermutet. Die zunehmende Häufung des Zoster und die ernsten Verlaufsformen dieser Erkrankungen jenseits des 60. Lebensjahres sind gut mit der Abnahme nachweisbarer virusspezifischer Antikörper zu korrelieren, die auch auf eine zelluläre Immuninsuffizienz schließen lassen. Eine unzureichende Immunantwort dürfte auch die Ursache der im Kindesalter selten auftretenden Zostererkrankungen sein. Bekanntlich wird auch das Varizellen-Zoster-Virus im Sinne einer unzureichenden Immunreaktion oder bei konsumierenden Erkrankungen aktiviert.

Darüberhinaus konnte bei disseminierten Verlaufsformen von Zosterinfektionen eine verzögerte virusspezifische Antikörperbildung nachgewiesen werden.

Abbildung 1 zeigt den Proteingehalt in Serum und Liquor (nach Delank). Bei schweren, septisch verlaufenden Infektionskrankheiten kann es zu einem bedrohlichen Mangel an spezifischen Antikörpern kommen. Mit einer verzögerten Immunantwort entsteht oft ein kritisches Intervall von ein bis zwei Tagen zwischen der Infektion und dem Erreichen wirksamer Ig-Konzentrationen, das nach Erregerinvasion in den Liquorraum durch die träge Permeabilitätszunahme der Blut-Liquor-Schranke und das verzögerte Einströmen körpereigener Ig noch akzentuiert wird. In dieser Phase kommt dem Einsatz hochdosierter Ig eine Schlüsselstellung zu.

Bei unseren Patienten mit eitriger Meningitis handelt es sich um Patienten zwischen dem 15. und 72. Lebensjahr. Es konnten die verschiedensten Erreger

Serumeiweißbild:			Liquoreiweißbild:
70	g/l Serum	Totalprotein	g/l Liquor	0.24
–		Präalbumin		6.2
61.0		Albumin		62.0
4.2	Zelluloseazetat-Elektrophorese	λ_1- Globuline	rel %	4.8
7.9		λ_2- Globuline		5.5
11.7		β - Globuline		8.5
–		τ - Fraktion		5.3
15.2		γ - Globuline		7.7
98		saures λ_1-Glykoprotein		0.2
285		λ_2- Makroglobulin		Spuren
100-300		Haptoglobin		0-0.18
300	mg/100 ml Plasma	Transferrin	mg/100 ml Liquor	2.0
420		β - Lipoprotein		–
300		Fibrinogen		–
210		IgA		0.23
1300		IgG		1.8
140		IgM		Spuren
3		IgD		–
0.03		IgE		–

Abb. 1. Proteingehalt in Serum und Liquor (Nach Delank)

nachgewiesen werden. Bei der eitrigen Meningitis wurde bis zum deutlichen Rückgang der Liquorzellzahl täglich eine Liquorpunktion vorgenommen oder eine lumbale Liquordrainage gelegt, während bei viralen Infektionen in der Regel eine wöchentliche Kontrollpunktion ausreichte. Neben einer raschen Diagnosesicherung und einem sofortigen Therapiebeginn mit einem geeigneten liquorgängigen Antibiotikum und anderen flankierenden Maßnahmen, wie Hirnödem- und antikonvulsive Behandlung, erhielten die Patienten mit bakterieller oder viraler Meningitis (Enzephalitis, Myelitis), in Abhängigkeit vom Schweregrad der Erkrankung, noch in der febrilen virämischen Phase durchschnittlich 20 g Ig (2 × 10 g an zwei aufeinanderfolgenden Tagen) in Form von Kurzinfusionen. Schon bei der ersten Lumbalpunktion, bei der zur Druckentlastung reichlich Liquor entnommen wurde, wurden 250–500 mg Ig intrathekal injiziert. Zur Vermeidung irreversibler Adhäsionen der Meningen wurden gleichzeitig intrathekal kortikosteroide verabfolgt. Wir haben der intrathekalen Anwendung von Triamcinolon-Acetonid (Volon A 40 R) den Vorzug gegeben, da nach unseren Untersuchungen bei dieser Applikationsart die endogene Kortisolproduktion nur wenig unterdrückt wird (Abb. 2).

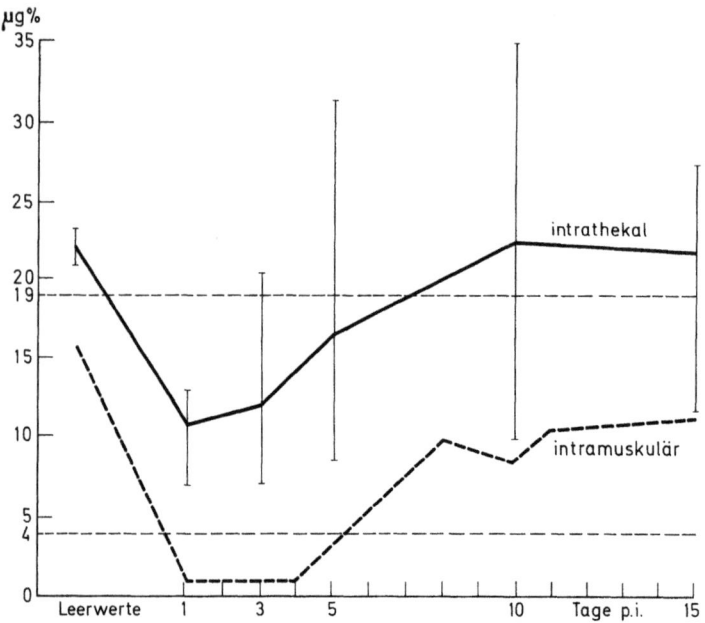

Abb. 2. Verhalten des endogenen Kortiolspiegels nach intramuskulärer und intrathekaler Gabe von Triamcinolon-Acetonid

Wie aus Tabelle 1 hervorgeht, wurden insgesamt 68 Patienten mit eitriger Meningitis behandelt. Bemerkenswert ist das Behandlungsergebnis der Gruppe von 54 Patienten, die neben Antibiotika zusätzlich Ig erhielten. Im Gegensatz zur kleineren Gruppe, die nur mit Antibiotika behandelt wurde, war in der Ig-Gruppe weder ein Todesfall noch eine Defektheilung zu verzeichnen. Ein vergleichbar überzeugendes Ergebnis konnte bei der Gruppe mit Hirnabszessen erzielt werden, die prä- und postoperativ Ig erhielten. Bezüglich der in Tabelle 1 aufgeführten Sinusvenenthrombosen kann die Wirksamkeit von Ig nicht beurteilt werden, da neben bakteriellen Infektionen vor allem auch abnorme Gerinnungsverhältnisse und Gefäßfaktoren eine wichtige Rolle spielen. Darüber hinaus wurden die Patienten mit Heparin behandelt. Da jedoch die Sinusvenenthrombose nach wie vor im Schrifttum mit einer Letalität von 50% angegeben wird, können die Behandlungsergebnisse trotz dieser Vorbehalte als eine relative Indikation für die Gabe von Ig angesehen werden, insbesondere wenn bakterielle, z. B. rhinogene oder otogene Infektionen, die Ursache der Sinusvenenthrombose sind und septische Temperaturen bestehen.

Die Behandlungsergebnisse tuberkulöser Meningitiden sollten nicht mit der Ig-Therapie in Zusammenhang gebracht werden.

Tabelle 1. Behandlungsergebnisse bakterieller und pilzbedingter Infektionen des ZNS

	Gesamtergebnisse			Behandlungsergebnisse mit hochdosierten Immunglobulinen			Behandlungsergebnisse ohne Therapie mit Immunglobulinen		
	Total	Exitus letalis	Defekt-heilung	Total	Exitus letalis	Defekt-heilung	Total	Exitus letalis	Defekt-heilung
Eitrige Meiningitis	68	4	1	54	0	0	14	4	1
Hirnabszeß	8	1	1	5	0	0	3	1	1
Sinusvenenthrombose	15	1	0	11	0	0	4	1	0
Tuberkulöse Meningitis	12	1	1	4	0	0	8	1	1
Mykose-Meningitis	4	(1)	0	2	(1)	0	2	0	0
Gesamtzahl	107	7	3	76	0	0	31	7	3

X^2-Test auf 0,1%-Niveau ($p < 0,1\%$) zugunsten der IG-Therapie (hohe Signifikanz)

Eine Beurteilung der vier Patienten mit Mykosemeningitis ist aufgrund der geringen Fallzahl nicht möglich. Zwar konnte bei einem Patienten mit Mykosemeningitis bei Versagen der Chemotherapie durch hochdosierte Ig-Infusionen eine deutliche Remission erzielt werden, doch starb der Patient schließlich an einem malignen Grundleiden.

Ergebnisse

Die statistische Analyse des gesamten Blocks der bakteriellen Infektionen bzw. einzelner Kategorien zeigt Tabelle 1. Werden die Behandlungserfolge den Todesfällen und den Defektheilungen gegenübergestellt, so ergibt sich im X^2-Test, daß eine Behandlung mit Ig auf dem 0,1% Niveau der Behandlung ohne Ig hochsignifikant überlegen ist. Werden die ersten beiden Gruppen, die eitrige Meningitis und die Hirnabszesse auf gleiche Weise berechnet, so ergibt sich das gleiche Ergebnis. Das gleiche Verfahren, nur auf die eitrige Meningitiden angewandt, zeigt ebenfalls mit einem $p < 0,1\%$ hohe Signifikanz. Lediglich bei der Gruppe der tuberkulösen Meningitis und den übrigen Gruppen ist keine Signifikanz zu erkennen.

Eine statistische Untersuchung eines Vergleiches der Behandlungsergebnisse mit bzw. ohne Ig (Tabelle 2) zeigt bei einer Zusammenfassung der viralen Enzephalitiden mit den viralen parainfektiösen Affektionen des ZNS im X^2-Test eine hohe Signifikanz. Eine ähnliche hohe Signifikanz wird auch erreicht, wenn die Gruppe der viralen Enzephalitiden allein berechnet wird. Keine Signifikanz besteht für die SSPE und die Polyradikulitiden, deren Ätiologie unklar, zumindest uneinheitlich ist. Wird eine Auswertung dergestalt vorgenommen, daß Todesfälle gegenüber Überlebensfällen plus Defektheilungen (persistierendes neurologisches Defizit) angesetzt werden, so ergibt sich ebenfalls eine hohe Signifikanz für die Gruppe der viralen Enzephalitiden und parainfektiösen Affektionen des ZNS. Das gleiche ergibt sich für die viralen Meningitiden bzw. Enzepahalitiden, während keine Signifikanz für die anderen Gruppen errreicht werden konnte. Wir haben darüber hinaus in einer weiteren Studie bei 49 Patienten neben der intravenösen eine intrathekale Ig-Therapie durchgeführt, um zwei Fragen zu prüfen:

1. Wie ist die intrathekale Verträglichkeit von Ig?
2. Ist ein weiterer therapeutischer Effekt zu objektivieren?

Zur Frage der Verträglichkeit ist hervorzuheben, daß wir bei diesen untersuchten 49 Patienten keine Nebenwirkungen feststellen konnten. Bei der Berechnung der statistischen Signifikanzen konnte gezeigt werden, daß bei zusätzlicher intrathekaler Gabe von Ig eine vergleichsweise schnellere Liquorsanierung zu erzielen ist.

Tabelle 2. Behandlungsergebnisse viraler Infektionen des ZNS

	Gesamtergebnisse			Behandlungsergebnisse mit hochdosierten Immunglobulinen			Behandlungsergebnisse ohne Therapie mit Immunglobulinen		
	Total	Exitus letalis	Defekt-heilung	Total	Exitus letalis	Defekt-heilung	Total	Exitus letalis	Defe heilung
Subakut sklerosierende Panencephalitis (SSPE)	4	4	0	2	2	0	2	2	0
Virale Meningitis-Encephalitis-Myelitis	72	6	3	58	1	1	14	5	2
Virale parainfektiöse Affektionen des ZNS	17	0	2	14	0	0	3	0	2
Polyradiuclitis (Guillain-Barré-Syndrom)	18	1	4	12	1	2	6	0	2
Gesamtzahl	111	11	9	86	4	3	25	7	6

X^2-Test auf 0,1%-Niveau ($p < 0,1\%$) zugunsten der IG-Therapie (hoch signifikant)

Tabelle 3. Behandlungsergebnisse infektiös-entzündlicher Erkrankungen des ZNS (unabhängig vom Erreger)

	Gesamtergebnisse			Behandlungsergebnisse mit hochdosierten Immunglobulinen			Behandlungsergebnisse ohne Therapie mit Immunglobulinen		
	Total	Exitus letalis	Defekt-heilung	Total	Exitus letalis	Defekt-heilung	Total	Exitus letalis	Defekt-heilung
Eitrige Meningitis	68	4	1	54	0	0	14	4	1
Hirnabszeß	8	1	1	5	0	0	3	1	1
(Bakterielle) Sinusvenenthrombose	15	1	0	11	0	0	4	1	0
Tuberkulöse Meningitis	12	1	1	4	0	0	8	1	1
Mykose-Meningitis	4	(1)	0	2	(1)	0	2	0	0
Subakut sklerosierende Panencephalitis (SSPE)	4	4	0	2	2	0	2	2	0
Virale Meningitis-Encepahlitis-Myelitis	72	6	3	58	1	1	14	5	2
Viraleparainfektiöse Affektionen des ZNS	17	0	2	14	0	0	3	0	2
Polyradiculitis (Guillain-Barré-Syndrom)	18	1	4	12	1	2	6	0	2
Gesamtzahl	218	19	12	162	5	3	56	14	9

p < 0,1% (signifikant) zugunsten der IG-Therapie

Zusammenfassende Beurteilung

Stellt man die Behandlungsergebnisse aller Patienten, die von Anfang an hochdosiert mit Ig behandelt wurden, denen der unbehandelten Kontrollgruppe gegenüber, so fällt auf, daß die Gruppe der Ig-behandelten Patienten statistisch signifikant bessere Ergebnisse zeigten (Tabelle 3). Die Behandlungsergebnisse nach Ig-Gabe unterscheiden sich im X^2-Test von den Ergebnissen ohne Ig bei $p < 0,1\%$ hochsignifikant. Das gleiche ist der Fall, wenn die Parameter Exitus letalis gegenüber Überleben auf gleiche Weise verglichen werden.

Aufgrund der unterschiedlichen Erreger viraler Affektionen des ZNS und des nicht vorausschaubaren Krankheitsverlaufes, ist eine Beurteilung der Wirksamkeit therapeutischer Maßnahmen schwierig. Bei entsprechend großer Fallzahl unterschiedlich behandelter Patienten ist es jedoch zulässig, Behandlungsergebnisse hinsichtlich Defektheilung und letaler Krankheitsverläufe zu vergleichen.

In Anlehnung an Vergleichskriterien anderer Untersucher wurden bei unserer Studie außerdem noch weitere Parameter, wie Dauer des Fiebers und Dauer des stationären Aufenthaltes, zum Vergleich beider Gruppen herangezogen (Tabelle 4). Dabei wurde die Dauer des Fiebers vom Tag der Aufnahme an berechnet. Als weiteres Kriterium wurde die Dauer des stationären Aufenthaltes hinzugezogen, wobei 50/3 Zellen und 50 mg Liquoreiweiß den oberen Grenzwert für die Indikation zur Entlassung aus der stationären Behandlung darstellten. Die durchschnittliche Fieberdauer betrug bei den Kontrollpatienten 4,6 ± 0,56 Tage, gegenüber 3,4 ± 0,39 Tage bei den mit Ig behandelten Patienten. Die Kontrollpatienten hatten darüber hinaus einen durchschnittlichen stationären Aufenthalt von 41,4 ± 4,9 Tagen, die Ig-Behandelten bei den gleichen Kriterien dagegen lediglich 24,3 ± 3,8 Tage. Auch bei diesen beiden Kriterien zeigt eine Berechnung im t-Test eine hohe Signifikanz zwischen der

Tabelle 4. Behandlungsergebnisse infektiös-entzündlicher Erkrankungen des ZNS

	Behandlungsergebnisse mit hochdosierten Immunglobulinen Total	Behandlungsergebnisse ohne Therapie mit Immunglobulinen Total
Gesamtzahl	162	56
Entfieberung nach x Tagen	3,4 Tage	4,6 Tage
Dauer des stationären Aufenthaltes	24,3 Tage	41,4 Tage

t-Test signifikant zugunsten der IG-Therapie

Ig-Gruppe und dem unbehandelten Kollektiv. Nach unserer Erfahrung hat eine sofortige hochdosierte intravenöse und in Abhängigkeit vom Schweregrad der Erkrankung auch intrathekale Gabe von Ig bei infektiös-entzündlichen Erkrankungen des ZNS einen statistisch relevanten hohen therapeutischen Stellenwert. Sowohl bei den eitrigen Meningitiden als auch bei den viralen Infektionen des ZNS darf angenommen werden, daß der Therapie mit Ig – insbesondere bei Defekten der humoralen Immunität – ein hoher therapeutischer Effekt beigemessen werden kann.

Im Rahmen einer begonnenen randomisierten Studie werden unsere bisherigen Ergebnisse weiter überprüft.

Literatur

1. Baenkler H W (1977) Immunologisch bedingte Immuninsuffizienz, maligne Immunproliferation. Fortschr Med 95:71
2. Barandun S Skvarill F Morell A (1976 Prophylaxe und Therapie mit Gamma-Globulinen. Schweiz Med Wochenschr 106:533
3. Beck J (1976) Prophylaxe und Therapie mit Immunglobulinen. Monatsk ärztl Fortbild 26:217
4. Bito S Sakaki S (1973) Nou to Shinkei. Brain and Nerve 25:12, 1887
5. Brandis H (1976) Immunglobuline, Praxis und Therapie. Med Verlags-Ges, Marburg
6. Delank H W (1971) Die Immunglobuline im Liquor cerebrospinalis und ihr klinisch-diagnostischer Aussagewert. Nervenarzt 42:9
7. Eibl M Weippl G (1975/76) Die Bedeutung von humoralen Immundefekten bei bakterieller Meningitis. Paediatr Prax 16:13
8. Falk W Koch J, Rossipal E (1964) Beiträge zur Klinik und Therapie der kongenitalen Form des Antikörpermangel-Syndroms. Wien Klin Wochenschr 76:35
9. Lechner H, Ladurner G, Tokan H, Stürzner D (1974) Behandlungsmöglichkeiten der Frühsommermeningoencephalitis. Wien Med Wochenschr 86:12, 348
10. Marget W (1976) Tagung d Dtsch Ges f Infektiol, Reisenburg
11. Neu I (1977) Einsatz von Immunglobulinen auf einer neurologischen Intensivstation. Die gelben Hefte 17:164
12. Okoh O (1974) Gamma-Venin bei bakteriellen Meningitiden im Kindesalter. Die gelben Hefte 45, 32
13. Richling G, Lochowanski E (1976) Schädelschuß durch Schlachtschußapparat, Gasbrandinfektion, intrathekale Gammaglobulin-Therapie. Acta Chir Austriaca 5:1-14
14. Richling B (1977) Erfahrungen mit der intrathekalen Gammaglobulin-Therapie. Nervenarzt 48:449
15. Seifert J, Duswald K H, Bachmann P, Ring J, Stefan W, Brendel W (1977) Immunglobuline in Prophylaxe und Therapie: Tagungsbericht der Deutschen Vereinigung zur Bekämpfung der Viruskrankheiten Herausgeber: Spiess H, Kinderpoliklinik München
16. Smith H, Bannister B, Osea M J (1973) Cerebrospinal fluid, immunglobuline, meningitis. Lancet III:15

17. Stille H (1976) Tagung d Dtsch Ges f Infektiol, Reisenburg
18. Wegemann F (1976) Tagung d. Dtsch. Ges. f. Infektiol., Reisensburg
19. Weippl G (1977) Therapie der eitrigen Meningitis mit Immunglobuline. Pädiatrie und Pädiologie 12:209
20. Weippl H W et al. (1976) Bedeutung von Immundefekten für die Prognose der eitrigen Meningitis Med Wochenschr 118:49, 1595

Einsatz von Immunglobulinen zur unterstützenden Behandlung bei der zytostatischen Leukämietherapie

B. Kornhuber

Eine Indikation zur Antikörpersubstitution ist gegeben, wenn ein humoraler Anitkörpermangel besteht, eine Prophylaxe nach Inkubation mit einem Virus angezeigt ist oder eine Infektion bei immundefizienten Patienten behandelt werden muß.

Alle diese Indikationen treffen für Kinder unter einer immunsuppressiven Polychemotherapie zu. Ein Schutz oder eine therapeutische Wirkung ist jedoch nur dann gegeben, wenn die erforderlichen Antikörper in der gewählten Immunglobulinpräparation vorhanden sind und ausreichende Antikörperdosen gegeben werden.

Den humoralen Immundefekt nach Polychemotherapie konnten wir durch vergleichende Untersuchung von Tetanusantikörpern in Seren gesunder und leukämiekranker Kinder nachweisen [3]. Letztere wurden in zwei Gruppen geteilt, nämlich in Kinder nach 4wöchiger intensiver Remissionsinduktionstherapie und in Kinder unter einer 2-Mittel-Erhaltungstherapie. Die Untersuchungen ergaben bei mindestens 3mal mit Tetanus-adsorbatimpfstoff immunisierten Kindern, die gesund waren oder in einer anhaltenden Remission sich befanden, vergleichbare Antikörpertiter, bei Kindern nach 4 Wochen Polychemotherapie jedoch signifikant niedrigere Werte (Abb. 1).

Diese Befunde gaben Anlaß zur Einführung von regelmäßigen Immunglobulingaben in das supportive Behandlungskonzept der Berlin-Frankfurt-Münster-(BFM)-Gruppe [4, 7] zur Therapie der akuten lymphatischen Leukämie (ALL).

Auswahl der Immunglobulinpräparation

Für die intravenöse Applikation sprechen folgende Punkte [6]:
– ausreichend große Antikörpermengen können übertragen werden,
– hohe Antikörperkonzentrationen im Plasma werden unmittelbar nach der Injektion erreicht,
– die proteolytische Zerstörung durch Muskelenzyme wird vermieden,
– die Injektion ist beträchtlich weniger schmerzhaft und

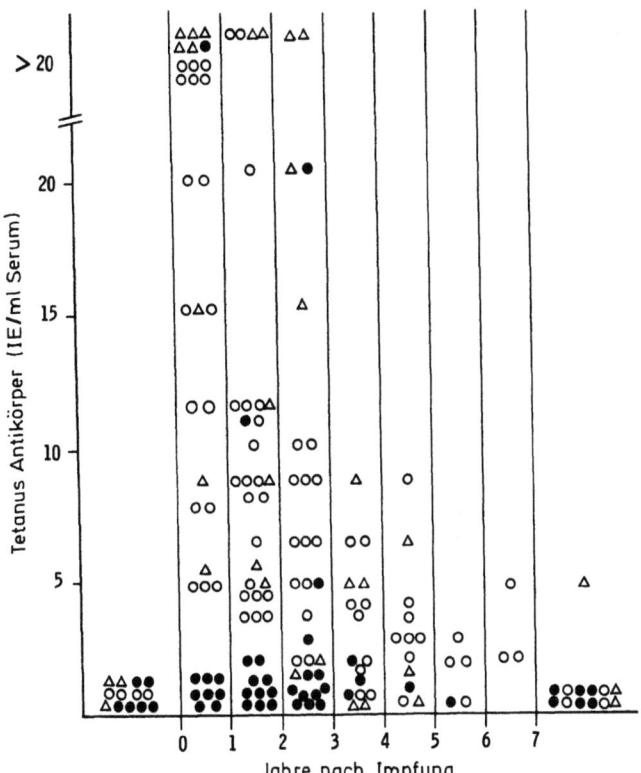

Abb. 1. Tetanusantikörpertiter in Seren gesunder und leukämiekranker Kinder

- die Anwendung ist auch bei Patienten mit hämorrhagischer Diathese möglich.

In der Bundesrepublik gibt es verschiedene Immunglobulinpräparationen für die intravenöse Anwendung:
Präparate, die mit Pepsin oder Plasmin behandelt worden sind, und chemisch stabilisierte.
Gegen die überwiegend aus Fab-, $F(ab')_2$- und Fc-Fragmenten bestehenden enzymatisch behandelten Präparate (Abb. 2) sprechen die kurze Halbwertszeit, der Verlust der spezifischen Komplementaktivierung und der Opsonierung. Von den intakten Produkten besteht langjährige Erfahrung mit dem durch β-Propiolacton (β-Pl) chemisch stabiliserten Präparat und sehr be-

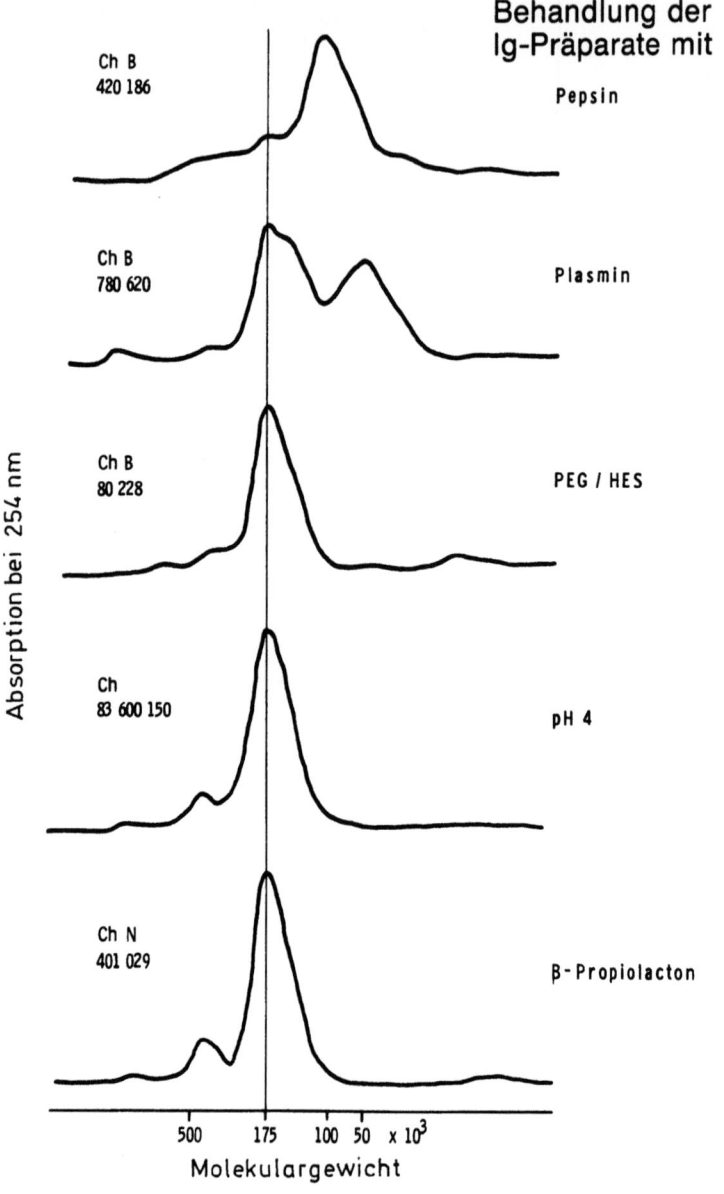

Abb. 2. Gelfiltration von i. v. Immunglobulinen an Netrogel AcA 34 (Firma LKB)

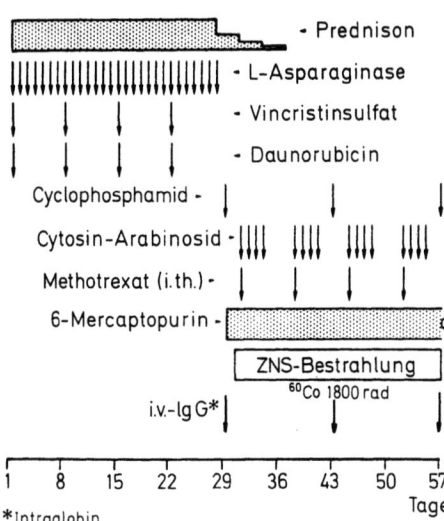

Abb. 3. Behandlungsplan für Kinder mit ALL (Nach Riehm et al. [5])

grenzte (6 Patienten) auch mit dem PEG/HES-behandelten. Die pH 4 Präparation stand nicht zur Verfügung. Unsere Erfahrung spricht bislang für das β-Pl-behandelte Immunglobulin. Wir beziehen uns dabei auf eigene Untersuchungen zur Verträglichkeit, Wirksamkeit und Halbwertszeit [1, 2].

Patienten und Behandlungsschema

β-Pl-behandeltes Immunglobulin (Intraglobin, Biotest) wurde aufgrund des vorher Gesagten in das BFM-Protokoll zur Behandlung der akuten lymphoblastischen Leukämie (ALL) bei Kindern eingeführt (Abb. 3). Die erste Injektion erfolgte 4 Wochen, die zweite 6 Wochen und die dritte 8 Wochen nach Behandlungsbeginn. Zu Beginn wurden jeweils 50 mg, später 100 mg/kg Körpergewicht (KG) injiziert. Zwischen 1970 und 1979 wurden mehr als 1000 Applikationen durchgeführt. Ernste Nebenreaktionen wurden nicht registriert. Das Auftreten von Urtikaria, Husten, Tachykardie oder Übelkeit bei wenigen Patienten war in keinem Fall Anlaß zum Aussetzen der Substitutionsmaßnahmen.

Diskussion der Ergebnisse

Eine Randomisation bezüglich der Immunglobulingabe wurde nicht durchgeführt, da wir aus ethischen Gründen hierzu keine Möglichkeit sahen. Eine statistisch gesicherte Aussage über die Wirksamkeit ist deshalb nicht möglich.

Die geringe Zahl bedrohlicher Infektionen in der Konsolidierungsphase spricht aber für die Effektivität der supportiven Therapie. Die Immunglobulingaben sehen wir deshalb als einen wichtigen Teil dieser Therapie an. Die Effektivität des gewählten Immunglobulinpräparates konnte in der Prophylaxe von Masern gezeigt werden. Von 113 Kindern, die im Krankenhaus Masernkontakt hatten, erkrankten nur 2, die 50 mg β-Pl-behandeltes Gammaglobulin/kg KG i. v. als Einzeldosis während der ersten 4 Inkubationstage erhalten hatten. Beides waren milde Krankheitsverläufe. Die Schutzrate liegt deutlich höher als die Literatur für i. m. Immunglobulin angibt.

Besonders gefährdet sind Kinder mit ALL durch Varizellen. 157 Kinder mit ALL, die Varizellenkontakt hatten, erhielten 20 mg IgG/kg KG, das von Spendern gewonnen wurde, die ausreichende Antivarizellentiter aufwiesen (Hyperimmunglobulin Antivarizellen, Prüfpräparat der Firma Biotest). Diese geringe Dosis, einmal während der ersten 4 Inkubationstage gegeben, bewirkte, daß nur 3 Kinder an mitigierten Varizellen erkrankten.

Zusammenfassung

Nach 4wöchiger Polychemotherapie zur Induktion der Remission einer ALL besteht ein deutlich humoraler Immundefekt. Wir führten deshalb regelmäßige i. v. Immunglobulingaben in das Therapieprotokoll ein, die beginnend nach 4 Wochen 3mal in 14tägigen Abständen verabreicht wurden. Die Verträglichkeit des verwendeten Präparates war sehr gut. Die geringe Zahl von Todesfällen in der Konsolidierungsphase spricht für die Effektivität der Immunglobulingabe, die aus ethischen Gründen jedoch nicht statistisch abgesichert werden konnte.

Literatur

1. Kornhuber B (1971) Intravenöse Gammaglobulintherapie. Erfahrungen mit einer neuartigen Präparation. Monatschr Kinderheilkd. 119:528
2. Kornhuber B (1973) Antikörper nach intravenöser Gammaglobulintherapie. Klin Wochenschr 51:135
3. Kornhuber B (1979) Humorale Antikörper bei Kindern mit akuter lymphatischer Leukämie. Therapiewoche 29:1199
4. Riehm H, Breu H, Gadner H, Henze G, Kornhuber B, Schellong G, Voss W, Welte K (1979) The Berlin-West ALL Study in children: Results after seven years in three German oncology centres. In: Mandelli F (ed) Proceedings of the 2nd International Symposium Lambardo, Rome 1977. Rome p 302
5. Riehm H, Gadner H, Welte K (1977) Die Westberlin-Studie zur Behandlung der akuten lymphoblastischen Leukämie des Kindes – Erfahrungsbericht nach 6 Jahren. Klin Pädiat 189:89

6. Riva G (1963) Die Entwicklung intravenös applizierbarer Gammaglobulinpräparate. Helv Med Acta 31:277
7. Schellong G, Gadner H, Henze G, Kornhuber B, Riehm H (1979) The cooperative ALL therapy study BFM 76 in childhood and adolescence: Design and early experiences from therapy of acute leukemias. In: Mandelli F (ed) Proceedings of the 2nd International Symposium, Lambardo Rome 1977. Rome, p 314

Wert der prophylaktischen Gabe von Immunglobulin bei aggressiver Chemotherapie

R. E. Schmidt, I. Stroehmann, J. H. Hartlapp und H. J. Illiger

Das wirksamste Behandlungskonzept von generalisierten Malignomen liegt heute in der Anwendung von Zytostatika, z. T. in Kombination mit Strahlentherapie. Die dabei verwendeten Therapieschemata sind in zunehmendem Maße aggressiver geworden. Im Verlauf dieser Therapien kommt es neben der Zytostase maligner Zellen oft zur Agranulozytose. Außerdem wird durch die Chemotherapie bei den Tumorpatienten, für die ohnehin von vielen Autoren eine Schwächung des Immunsystems gezeigt wurde [4, 7], eine weitere Immunsuppression bewirkt [2, 6, 7]. Durch Agranulozytose und Immunsuppression entsteht eine erhebliche Gefährdung, da viele Patienten an den unter der Therapie auftretenden infektiösen Komplikationen, wie z. B. Pneumonie oder Sepsis, sterben. Die tödlichen Septikämien gehen zum größten Teil von der körpereigenen Bakterienflora aus, hauptsächlich von dem im Darm befindlichen E. coli und Enterokokken. Unklar ist allerdings, ob allein der Verlust der Phagozytose im Rahmen der Agranulozytose oder der Phagozytoseverlust in Kombination mit einem spezifischen Immunglobulinmangel dafür verantwortlich ist.

Aufgrund solcher Erfahrungen wird in den letzten Jahren vielfach die Infektionsprophylaxe und Immunglobulinsubstitution auch bei Tumorpatienten, insbesondere unter aggressiver Chemotherapie, empfohlen. Klinische Studien, die uns genaue Auskunft über den Immunstatus von Tumorpatienten und die Wirksamkeit einer Infektionsprophylaxe durch intravenöse Gaben von Immunglobulinen unter aggressiver Chemotherapie geben könnten, liegen bisher jedoch nicht vor. Bis heute ist weitgehend unklar, inwieweit bei allen Tumorpatienten primäre oder sekundär durch den Tumor bedingte Defekte der B- oder T-Zell-Funktion vorliegen. Lediglich für die B-Zell-Tumoren, wie Plasmozytome und Lymphome sowie B-Zell-Leukämien ist bekannt, daß regelmäßig B-Zell-Funktionsstörungen mit oft ausgeprägtem Antikörpermangel auftreten. Der sekundäre Antikörpermangel beim Lymphom scheint eher ein T-Suppressor-Effekt zu sein, wie es für das multiple Myelom in vitro von Broder et al. nachgewiesen ist [1]. Insgesamt sind die Ergebnisse der in Lymphozytenstimulationstests nachgewiesenen T-Zell-Defekte bei B-Zell-Tumoren sehr widersprüchlich [3].

Für die Frage der Immunglobulinsubsitution beschränken wir uns hier auf die humorale Immunität. Zur Immunglobulinkonzentration im Serum von Tumorpatienten liegen die unterschiedlichsten Ergebnisse vor [3]. Fanden Cochran et al. [3] bei Patienten mit Mammakarzinomen und malignen Melanomen signifikant erhöhte Serumspiegel für IgG und IgA, aber keinen Unterschied zwischen primären Karzinomen und denen mit Metastasierung [6], so zeigten Smith [8] und Waldman et al. [9] eine Verminderung der zirkulierenden Immunglobuline bei Patienten mit fortgeschrittenen Tumoren. Weit wichtiger als die beobachteten Abweichungen der Serumimmunglobulinspiegel vom Normalbereich erscheint uns die Interpretation dieser Anomalität. Zum einen könnten Infekte bei Tumorpatienten die Immunglobulinkonzentrationen mehr beeinflussen als der Tumor selbst, andererseits drückt sich in den Plasmaproteinspiegeln die bei Tumorpatienten häufige Malnutrition aus. Unter Berücksichtigung solcher Überlegungen fragten wir uns: Wie sieht der Verlauf der Serumimmunglobulinspiegel unter Chemotherapie aus?

Von der Arbeitsgruppe Tumorimmunologie in Freiburg [5] konnte zumindest für den Morbus Hodgkin, einen Tumor aus der Gruppe der Lymphome, gezeigt werden, daß die Strahlentherapie zu einem quantitativ hochsignifikanten Abfall von IgM und signifikanten Abfall von IgG über lange Zeit führt. Aufgeschlüsselt nach spezifischen Antikörpern zeigt sich, daß es zu einem bis zu 6 Monate dauernden Abfall der Isoagglutinintiter Anti-A_1, Anti-A_2 und Anti-B kommt. Dagegen findet sich der Antikörpertiter gegen Zytomegalievirus und Epstein-Barr-Virus nach 6 Monaten signifikant erhöht. Für Hodgkin-Patienten unter Chemotherapie scheinen die Ergebnisse ähnlich zu sein. Im Gegensatz zu dieser Untersuchung bei Lymphomen läuft bei uns zur Zeit eine Studie über den Verlauf der Serumimmunglobulinspiegel bei Patienten mit Hodentumoren unter aggressiver Chemotherapie (Kombination aus Velbe, Cis-Platin, Bleomycin und Holoxan). Hier sehen wir ebenfalls in den ersten 4 Monaten einen deutlichen Abfall von IgM und IgG (Abb. 1). Es ist aber zu diskutieren, ob die IgM-Verminderung nicht auch als Ausdruck der Remission des Tumors unter Therapie aufgefaßt werden muß. Denn Tumorpatienten produzieren aus bisher unbekannten Gründen oft vermehrt IgM. Andererseits kann die festgestellte Immunglobulinverminderung Ausdruck der Lymphozytenschädigung sein. Diese kann jedoch nicht so schwer sein, daß das Immunsystem nicht in der Lage wäre, bei erneutem oder dauerndem Kontakt mit einem Antigen, hier einem Virus, mit einem signifikanten Titeranstieg zu reagieren [5].

Dennoch erscheint die Reaktionslage des Organismus bei chemotherapierten Tumorpatienten verändert und ist mit ein entscheidender Grund dafür, daß es bislang keine klinischen Studien gibt, die etwas über den Wert einer prophylaktischen Immunglobulinverabreichung bei aggressiv chemotherapierten Malignomen aussagen könnten. Denn durch Tumor und Chemotherapie ist die

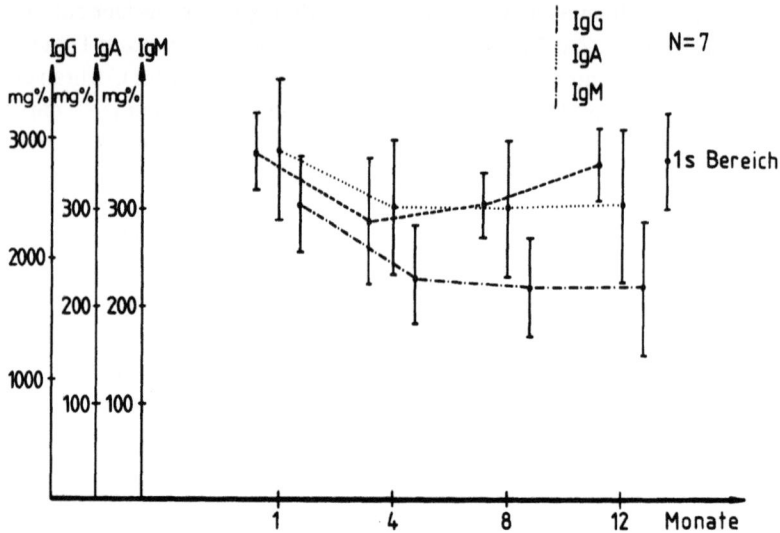

Abb. 1. Verlauf der Serumimmunglobulinspiegel bei Patienten mit Hodentumoren unter Chemotherapie

Diagnose eines Infektes sowohl vom Standpunkt der Serologie als auch vom Standpunkt der Klinik außerordentlich erschwert, da unter den genannten Bedingungen erhebliche Verlaufsvarianten auftreten können.

Es handelt sich hier lediglich um eine Voruntersuchung, in der die Kriterien für eine größere klinische Studie erarbeitet wurden. Über die Ergebnisse dieser Untersuchung wird berichtet.

Patienten

In unserer Klinik werden Patienten mit inoperablen Bronchialkarzinomen (histologisch: kleinzellig, anaplastisch, mittelgroß- oder großzellig), die nicht vorbehandelt, nicht älter als 70 Jahre sind und bei Fehlen von wesentlichen Vorerkrankungen einen Karnowsky-Index von größer als 30% aufweisen, in der Induktionsphase nach dem ACO-Schema (mit Adriblastin, Endoxan und Vincristin) in Kombination mit Radiotherapie (prophylaktische Bestrahlung des Cerebrums) behandelt. Die Induktionstherapie umfaßt 4 Chemotherapiezyklen über insgesamt 84 Tage, die zum größten Teil unter stationären Bedingungen verbracht werden. Auf unserer Station haben wir die letzten 4 Patienten ohne Randomisation für diese Chemotherapie bei gleichzeitiger Immunglobulinverabreichung ausgewählt. β-propiolactonbehandeltes Immunglobulin wurde somit in 16 Therapiezyklen gegeben. Pro Zyklus dosierten wir 5 × 10 g über 10 Tage. Diese hohe Dosierung wurde von uns gewählt, weil von Duswald die Konzentrationsabhängigkeit der prophylaktischen Wirkung von Immunglobulinen gezeigt werden konnte. Zum Vergleich wählten wir ohne Randomisation Patienten aus, die vorher auf anderen Stationen nach dem gleichen Therapieschema, jedoch ohne Immunglobuline behandelt worden waren.

Methoden

Die Temperaturen der Patienten wurden in der Regel täglich zweimal, bei Fieber zweistündlich gemessen, das Temperaturmaximum des Tages erfaßt. Parallel dazu wurden die Leukozytenzahlen bestimmt und differenziert nach Lymphozyten und Granulozyten (hier sind stabkernige und unreife Formen eingeschlossen). Bei den Patienten unter Immunglobulinprophylaxe wurden vor und nach Applikation von 50 g Immunglobulin die Serumimmunglobulinspiegel nach der Technik von Mancini mit Partigen-Platten gemessen.

Ergebnisse

Bei allen Patienten beobachten wir am 8. Tag nach der Chemotherapie den Beginn einer ausgeprägten Myelodepression mit peripheren Leukozytenzahlen von $0,2-0,8 \times 10^9$ Zellen/l. (Abb. 2 und 4). Bei den Temperaturverläufen der Patienten ohne Immunglobulinprophylaxe (Abb. 3), für die wir drei repräsentative Kurven ausgewählt haben, sehen wir oft am 1.–3. Tag nach Chemotherapie einen geringfügigen Temperaturanstieg. Ein steiler Anstieg der Temperaturen erfolgt zwischen dem 6. und 10. Tag nach der Chemotherapie. Setzen wir die beiden Kurven zueinander in Beziehung, so entwickeln sich die subfebrilen Temperaturen parallel mit dem Zellzerfall, während die hohen septischen Temperaturen in der Myelodepression auftreten. Das ist der Zeitraum, in dem die Patienten am meisten infektionsgefährdet sind, insbesondere durch körpereigene Bakterien oder Viren. Zu den Patienten ist im einzelnen zu berichten, daß Patient Si. am 10. Tag eine Pneumonie entwickelte und infolgedessen am 20. Tag starb. Der Patient Kr. erholte sich, wenn auch verlangsamt im Vergleich zu anderen Patienten, von seiner Myelodepression. Der Patient Le. kam wahrscheinlich infolge einer Sepsis am 17. Tag nach der Chemotherapie zu Tode. Die Temperaturverläufe bei den anderen Patienten ohne Immunglobulinprophylaxe sind ähnlich.

Sehen wir uns die Verläufe hinsichtlich Temperatur und Leukozyten bei Patienten unter gleichzeitiger Immunglobulinverabreichung an (Abb. 4 und 5), so

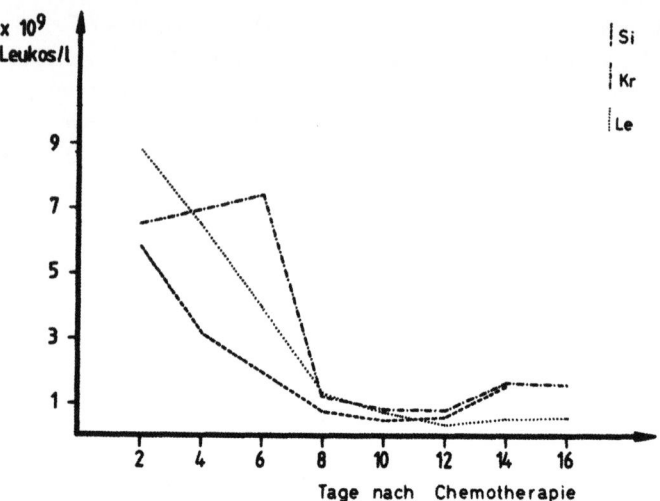

Abb. 2. Leukozytenverlauf bei Patienten mit Bronchialkarzinomen unter Chemotherapie ohne Immunglobulinprophylaxe

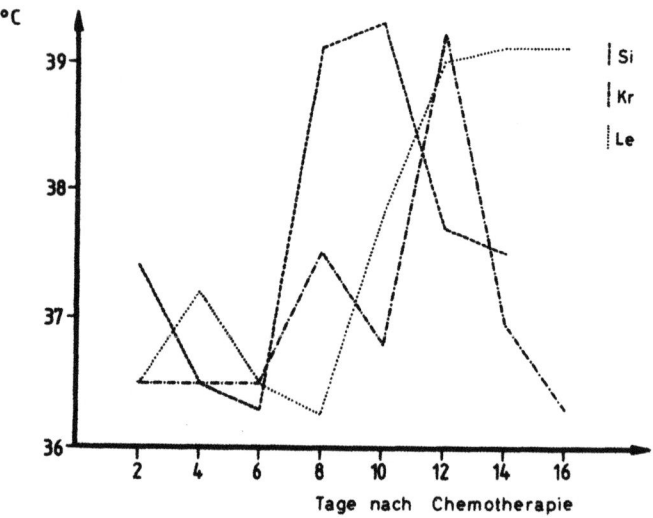

Abb. 3. Temperaturverlauf bei Patienten mit Bronchialkarzinomen unter Chemotherapie ohne Immunglobulinprophylaxe

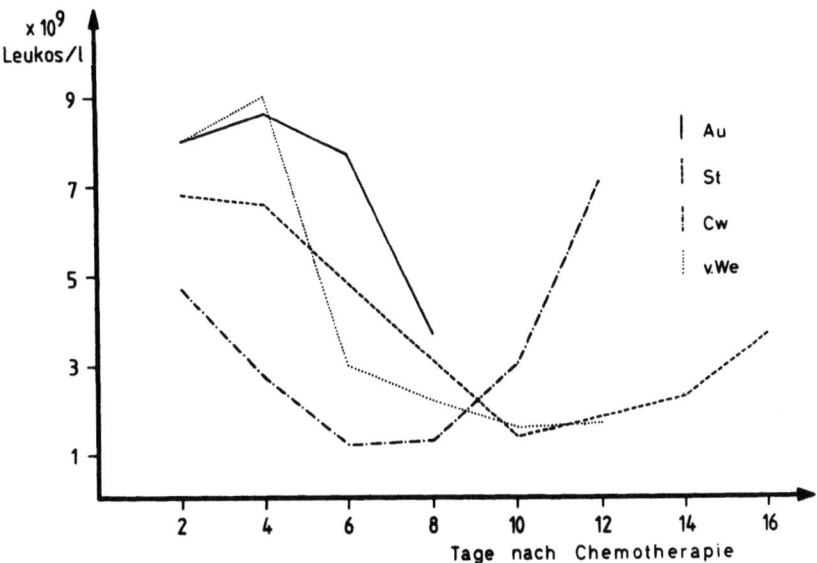

Abb. 4. Leukozytenverlauf bei Patienten mit Bronchialkarzinomen unter Chemotherapie und Immunglobulinprophylaxe

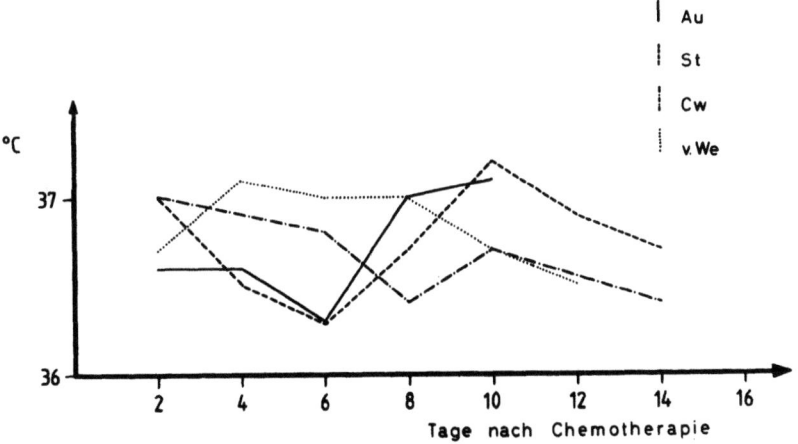

Abb. 5. Temperaturverlauf bei Patienten mit Bronchialkarzinomen unter Chemotherapie und Immunglobulinprophylaxe

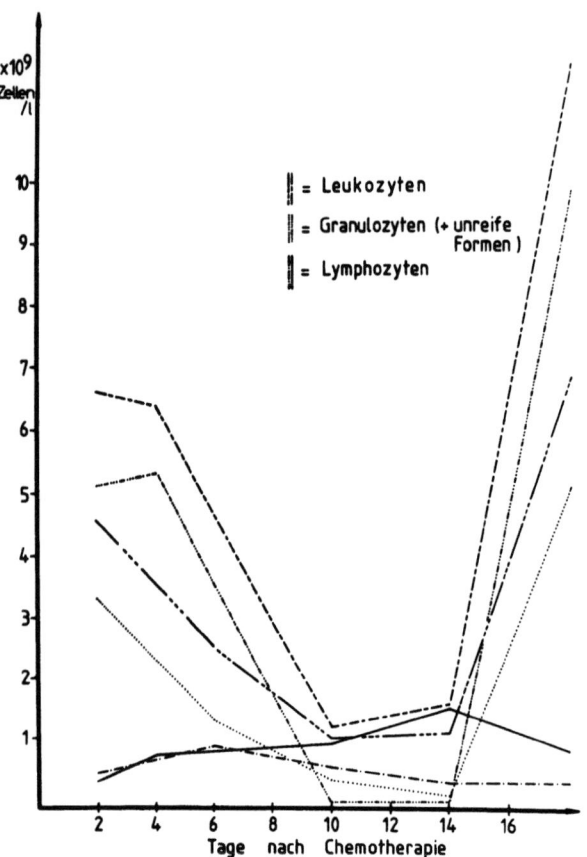

Abb. 6. Leukozytenverlauf bei Patienten mit Bronchialkarzinomen unter aggressiver Chemotherapie

ist auch hier die Myelodepression am schwersten an den Tagen 8 bis 12/14. Die Temperaturverläufe (Abb. 5) sind auch hier subfebril direkt nach der Chemotherapie, und das Maximum liegt in der Regel am 10. Tag. Allerdings beobachten wir bei diesen Patienten keine septischen Temperaturverläufe, wie sie die Patienten ohne Immunglobulingabe aufweisen. Die Temperaturmaxima liegen wiederum zum Zeitpunkt der maximalen Agranulozytose. In den insgesamt 16 Zyklen dieser 4 Patienten waren die Verläufe gleich. Lediglich in einem Zyklus traten bei der Patientin Cw. septische Temperaturen auf, allerdings ohne daß wir einen Infekt hätten nachweisen können. In den letzten beiden Zyklen hielt die Myelodepression bei allen Patienten etwa 2 Tage länger an. Retrospektiv überblicken wir 28 Zyklen bei 10 Patienten mit Bronchialkarzi-

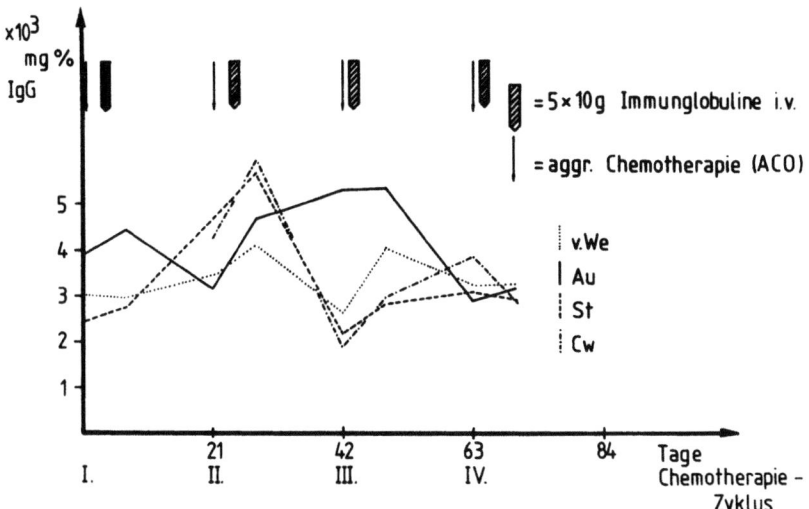

Abb. 7. Serum-IgG-Verlauf bei Patienten mit Bronchialkarzinomen unter aggressiver Chemotherapie und Immunglobulinsubstitution

nomen unter Chemotherapie ohne Immunglobulinsubstitution. In 7 der 28 Zyklen haben wir z. T. schwere Infektionen, vom Perianalabszeß bis zur Sepsis, beobachtet. Ganz sicher 2, wahrscheinlich 3 dieser Patienten sind aufgrund des Infektes ad exitum gekommen.

Von 2 der eben gezeigten Patienten (Cw., St.) haben wir den Leukozytenverlauf näher differenziert. Für die Gesamtleukozytenzahl sehen wir den schon beschriebenen steilen Abfall bis zum 10. Tag, der parallel zum Granulozytenabfall (auch unter Berücksichtigung der unreifen Formen) verläuft. Die absolute Zahl der Lymphozyten bleibt dagegen bei Werten zwischen 0,5 und $1,5 \times 10^9$ Zellen/l weitgehend stabil (Abb. 6).

Der Verlauf der Serumimmunglobulinspiegel ist in Abb. 7 in Abhängigkeit von Chemotherapie und Immunglobulinverabreichung dargestellt. Auffällig ist bereits, daß alle Patienten mit ihren Ausgangswerten oberhalb der Norm (800–1800 mg%) liegen. Die Ausgangswerte entsprechen damit denen, die wir bei den Patienten mit Hodentumoren gefunden haben. Der Anstieg der Serumimmunglobulinspiegel nach jeweils 50 g β-propiolactonbehandeltem IgG beträgt zwischen 0 und 1500 mg%.

Zusammengefaßt lauten die Ergebnisse dieser Voruntersuchung:

1. Die Serumimmunglobulinkonzentrationen steigen bei bereits erhöhten Ausgangswerten unter der hochdosierten intravenösen Applikation von 50 g β-propiolactonbehandeltem Immunglobulin G nur geringfügig an. Somit ist

ein erhöhter Katabolismus oder aber ein tatsächlicher Verbrauch von IgG bei aggressiv chemotherapierten Tumorpatienten in der Agranulozytose zu diskutieren. Bei der Interpretation der Serumimmunglobulinspiegel sind jedoch die oben gemachten Bemerkungen zu den Immunglobulinspiegeln bei Tumorpatienten zu berücksichtigen.

2. Die hochdosierte intravenöse Gabe von Immunglobulin scheint den Verlauf bei aggressiv chemotherapierten Tumorpatienten günstig zu beeinflussen. Denn Patienten mit gleicher Therapie bei gleichen Tumoren zeigen einen günstigeren Temperaturverlauf, eine deutlich geringere Anzahl von Infektionen und eine geringere Mortalität.

Diese Trends müssen jedoch vorsichtig beurteilt werden, da möglicherweise auch andere externe Faktoren wirksam geworden sind, nämlich der Zeitfaktor und ein differentes Management. Außerdem handelt es sich nicht um eine randomisierte und kontrollierte Studie.

Abschließend möchten wir auf folgendes hinweisen: Im Verlauf der berichteten Voruntersuchung hat sich das Hauptkriterium für den Wert der prophylaktischen Gabe von Immunglobulin bei aggressiv chemotherapierten Patienten auch als das Hauptproblem herausgestellt. Die Zielgröße, nämlich die Zahl der auftretenden Infektionen, läßt sich nur dann zufriedenstellend definieren, wenn die folgende Kombination von Kriterien erfüllt wird:

1. klinische Zahlen einer Infektion, Keimnachweis und Fieber oder
2. klinische Zeichen einer Infektion und Keimnachweis oder
3. klinische Zeichen einer Infektion und Fieber oder
4. Keimnachweis und Fieber.

Literatur

1. Broder S, Humphrey R, Durm M, Blackman M, Mead B, Goldman C, Strober W, Waldman T (1975) Impared synthesis of polyclonal (non-paraproteine) immunoglobulines by circulating lymphocytes from patients with multiple myeloma. N Engl J Med 293:887
2. Catalona WJ, Sample WF, Chretien PB (1973) Lymphocyte reactivity in cancer patients: correlation with tumour histology and clinical stage. Cancer 31:65
3. Cochran AJ, Mackie RM, Grant RM, Ross CE, Conell MD, Sandilands G, Whaley K, Hoyle DE, Jackson AM (1976) An examination of the immunology of cancer patients. Int. J. Cancer 18:298
4. Hersh EM, Oppenheim J (1965) Impared in vitro lymphocyte transformation in Hodgkin's disease. N Engl J Med 273:1006
5. Krüsmann W, Slanina J, Schmitr H, Nolte S, Nolte I, Stahn R (im Druck) Der Einfluß einer Strahlentherapie auf Isoagglutinintiter und Antikörpertiter gegen virale Antegene bei Patienten mit Lymphogranulomatose. Verh Dtsch Ges Inn Med 85:1276

6. Schumacher K (1977) Sekundäre Defektimmunopathien. Internist 5:261
7. Sen L, Borella L (1973) Expression of cell-surface markers on T and B lymphocytes after long-term chemotherapy of acute leukemia. Cell Immunol 9:84
8. Smith RT (1972) Possibilities and problems of immunologic intervention in cancer. N Engl J Med 287:439
9. Waldman A, Strober W, Blaese M (1972) Immunodeficiency disease and malignancy. Ann Intern Med 77:605

Immunglobuline zur Frühtherapie von postoperativen Infektionen bei Risikopatienten
*Ergebnisse einer kontrollierten Studie**

K. H. Duswald und J. Ring

Die Rate postoperativer Infektionen nach großen chirurgischen Eingriffen liegt trotz verbesserter Antibiotikatherapie und weitgehender Ausschaltung, oder sagen wir besser Bemühung um Ausschaltung exogener Faktoren durch Maßnahmen der Krankenhaushygiene, nach wie vor erschreckend hoch. In einer sorgfältigen Studie von 1974 hatten Northey et al. [6] für Patienten auf Intensivstationen eine Infektionshäufigkeit von 23% errechnet. Daschner [2] hat jüngst ähnliche Zahlen gefunden, und das trotz massiver Antibiotikatherapie.

Der Gedanke einer Antikörpertherapie zur passiven Immunisierung, wie sie schon seit Emil von Behring im xenogenen und ab den 20er Jahren im allogenen System mit Rekonvaleszentenseren – Antistaphylokokkenseren – aktuell war, beginnt jetzt langsam auch uns wieder zu beschäftigen.

Nachdem in früheren Untersuchungen von uns [3] und von anderen Autoren festgestellt worden war, daß im postoperativen Verlauf tatsächlich Immunglobulinveränderungen, und zwar im Sinne eines Abfalls, zu beobachten sind – Gierhake et al. [4, 5] haben hier sehr ausführliche Studien gemacht –, lag es nahe zu fragen, ob das von pathogenetischer Bedeutung ist. Wir haben deshalb versucht, bei Patienten in der postoperativen Phase den klinischen Verlauf mit diesen Immunglobulinwerten zu korrelieren, und gefunden, daß beim septischen Verlauf tatsächlich der Abfall signifikant stärker ausgeprägt ist. Parallel dazu fanden wir bei Septikern einen stark erhöhten IgG-Katabolismus mit erniedrigten Plasmahalbwertszeiten.

Im folgenden will ich Ihnen die Ergebnisse einer prospektiven kontrollierten randomisierten Studie vorstellen, die in den letzten Jahren an der Münchener chirurgischen Universitätsklinik durchgeführt wurde. Insgesamt 150 Patienten wurden erfaßt, die in drei Gruppen unterteilt wurden.

Gruppe A ist die Kontrollgruppe, die kein Immunglobulin erhielt; Gruppe B erhielt 2,5 g Intraglobin am 1. postoperativen Tag und Gruppe C erhielt 2 × 10 g am 1. und 2. Tag postoperativ. Die statistische Auswertung erfolgte in

---

* Alle Abbildungen und Tabellen dieses Beitrages mit Genehmigung des Biotest-Serum-Instituts, Frankfurt/Main

Zusammenarbeit mit dem Institut für Statistik und Biomathematik in München.

Die drei Gruppen wurden aus Patienten gebildet, bei denen große thorakale oder abdominelle Eingriffe vorgenommen wurden. Es ergab sich, daß in den allgemeinen Risiken wie Tumorerkrankungen, Diabetes und Alter keine signifikanten Unterschiede zwischen den drei Gruppen bestanden.

Nun zunächst zur ersten Frage: Gelingt es, durch Immunglobulingabe diese erniedrigten Spiegel auszugleichen? Man sieht in Abb. 1 den ausgeprägten Abfall des IgG im postoperativen Zeitraum. Der Abfall während des 1. Tages ist natürlich bei allen Gruppen vorhanden, da das Immunglobulin erst hier gegeben wurde. Man sieht aber deutlich, daß am 2. und 3. Tag bereits signifikante Unterschiede zwischen den einzelnen Gruppen bestehen. Während bei der Kontrollgruppe der Immunglobulinspiegel langsam ansteigt, ist in Gruppe C der anfängliche Abfall am 3. Tag schon wieder ausgeglichen.

Eine weitere Grafik zeigt die Werte für IgA, das in der Immunglobulinpräparation nur in Spuren enthalten ist (Abb. 2). Man sieht keine signifikanten Unterschiede zwischen den einzelnen Gruppen. Das gleiche gilt für IgM (Abb. 3). IgM ist in dem Immunglobulinpräparat nicht enthalten. Der starke Anstieg der IgA- und IgM-Konzentrationen am 3. Tag zeigt, daß die Antikörperproduktion des Patienten offensichtlich wieder einsetzt.

Um unterschiedlichen Volumenverlust bzw. Volumen-, Aminosäuren- oder Kalorienersatz zu berücksichtigen, wurden Hämoglobin, Hämatokrit, Al-

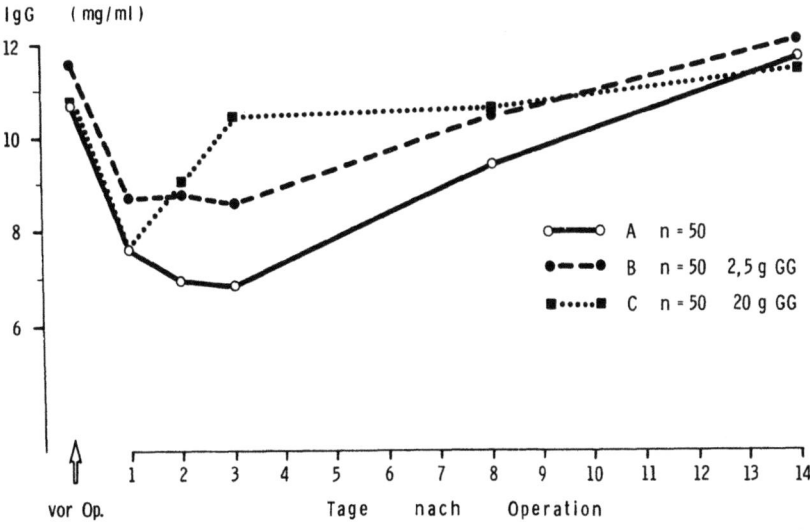

Abb. 1. Mittelwertkurven der IgG-Konzentrationen in den Therapiegruppen A, B und C

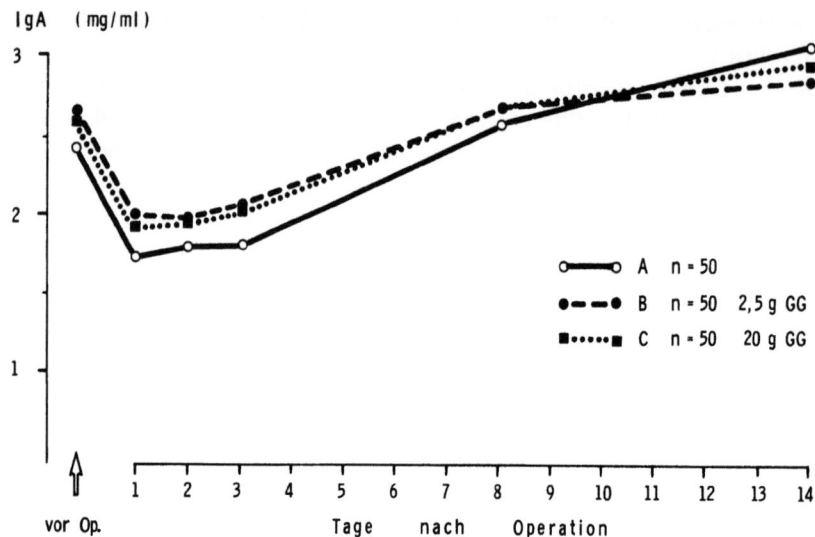

Abb. 2. Mittelwertkurven der IgA-Konzentrationen in den Therapiegruppen A, B und C

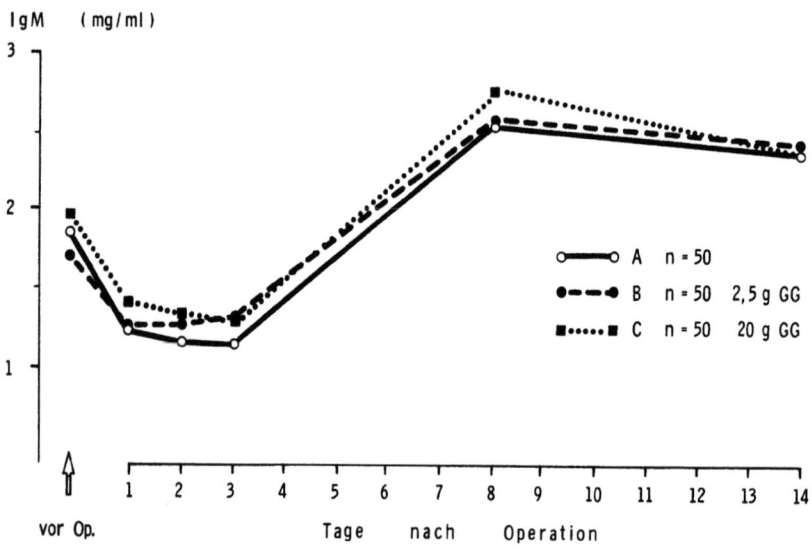

Abb. 3. Mittelwertkurven der IgM-Konzentrationen in den Therapiegruppen A, B und C

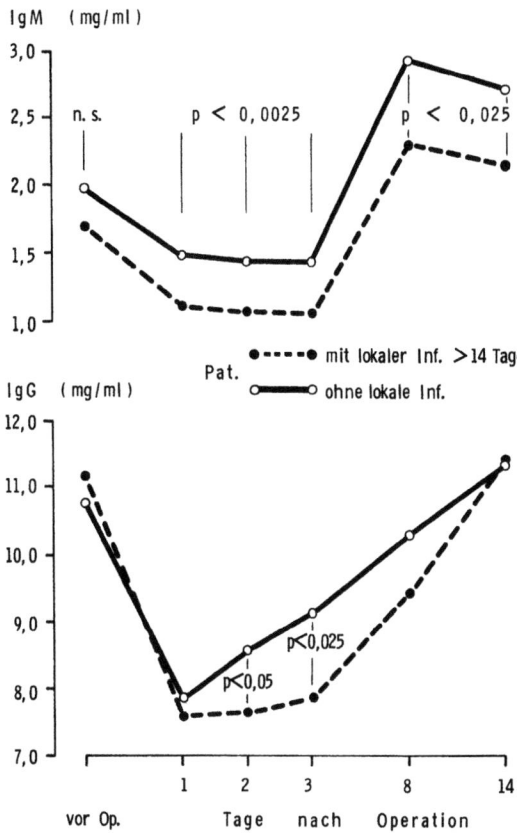

Abb. 4. Mittelwerte von IgM *(oben)* und IgG *(unten)* bei Patienten ohne postoperative Infektionszeichen bzw. mit lokaler Infektion über 14 Tage

bumin, Gesamteiweiß und intraoperativer Blutverlust sowie intraoperativer Blut-, Albumin-, Aminosäuren- und Kalorienersatz genau dokumentiert; es ergaben sich zwischen den einzelnen Gruppen keine signifikanten Unterschiede, mit der einzigen Ausnahme eines um 100 ml geringeren intraoperativen Blutverlustes in der Gruppe B.

Wir können also aus diesen drei Bildern ableiten, daß 2×10 g Immunglobulin, intravenös appliziert, den postoperativen Abfall des IgG innerhalb von 48 h vollständig ausgleichen. Ein Einfluß auf die IgM- und IgA-Spiegel liegt nicht vor.

Stehen diese Plasmaspiegel noch in irgendeiner Beziehung zum klinischen Verlauf? Wenn das so ist, müßten die Infektionsraten beeinflußt werden. Man sollte eine Beziehung zwischen den Immunglobulinkonzentrationen im Plasma und dem Auftreten von Infektionen finden können.

Wir haben einmal die Werte aller Patienten gemittelt (Abb. 4), und zwar in zwei Gruppen aufgeteilt: mit lokaler Infektion und ohne Infektion. Man sieht am Beispiel des IgM, daß Patienten mit Infektionen niedrigere Werte haben als die Patienten ohne Infektionen. Bei IgG ist es ähnlich. Man muß sich allerdings darüber klar sein, daß in der Gruppe ohne Infektionen auch der Großteil der Therapierten liegt, weil ja hier alle Patienten zusammengenommen sind. Man kann zumindest sagen, daß sich hier schon ein Zusammenhang andeutet zwischen Plasma-IgG-Spiegel und Infektionen.

Mittelwertkurven sind bisweilen nicht hinreichend aussagefähig, deswegen werden im folgenden Einzelwerte des Konzentrationsabfalles miteinander verglichen. Wir haben die Patienten in verschiedene Gruppen unterschiedlicher präoperativer IgM-Konzentrationen aufgeteilt und in der Grafik die Immunglobulinkonzentrationen an bestimmten Tagen aufgetragen (Abb. 5). Präoperativ ist kein Unterschied festzustellen. Der Ausgangswert ist also ohne Einfluß auf eine spätere Infektion. Am 3. postoperativen Tag sieht man bereits, daß in der Gruppe mit den niedrigen IgM-Werten sehr viele Patienten vorkommen, die eine Infektion entwickelten. Im weiteren Verlauf kann man feststellen, daß die Patienten, die den höchsten IgM-Spiegel besitzen, am wenigsten Infektionen haben.

Ein ähnliches Bild ergeben auch die Messungen des IgG (Abb. 6). Auch hier besitzen wieder Patienten, die ohne Infektionen blieben, den höchsten IgG-

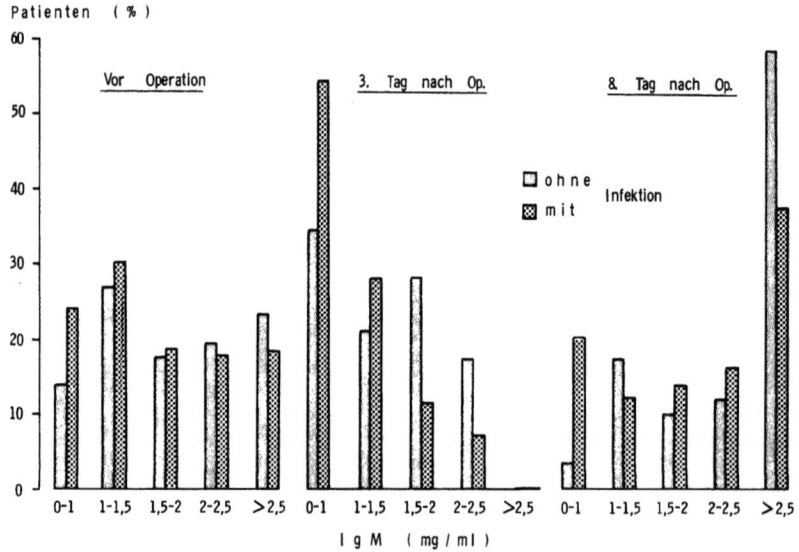

Abb. 5. Prozentuale Verteilung der Patienten in Klassen aufsteigender IgM-Konzentrationen

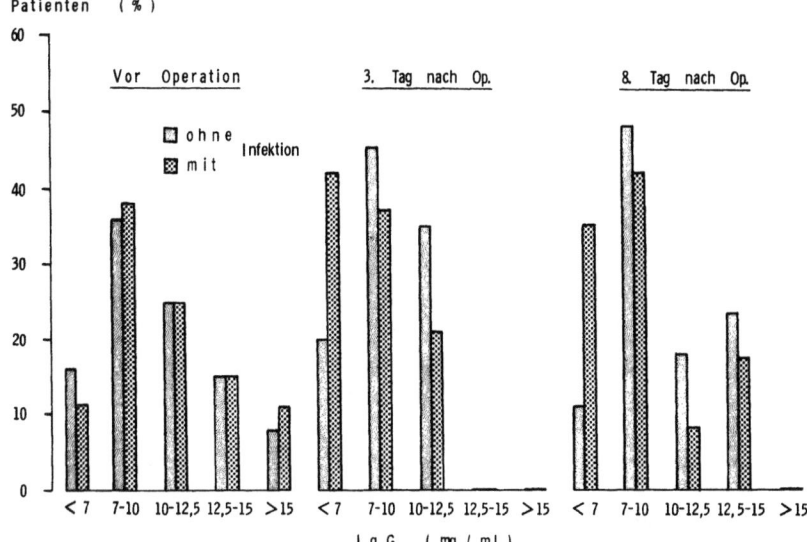

Abb. 6. Prozentuale Verteilung der Patienten in Klassen aufsteigender IgG-Konzentrationen

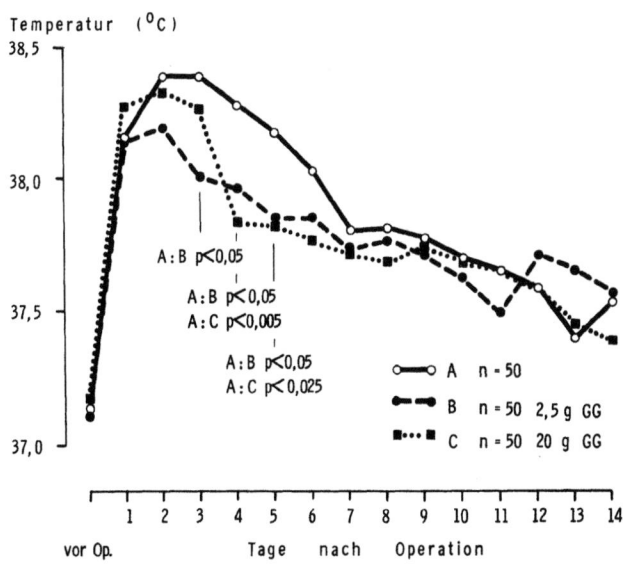

Abb. 7. Mittelwertkurven der Temperatur in den Therapiegruppen A, B und C

Spiegel. Wir glauben also, daß tatsächlich zwischen der Immunglobulinkonzentration und dem Heilverlauf ein Zusammenhang besteht.

Wie effektiv wirkt sich nun aber dieser frühzeitige Immunglobulinersatz in der postoperativen Phase für den Patienten aus? Man kann hierzu viele einzelne Parameter vergleichen; ich will exemplarisch einen wichtigen klinischen Parameter herausgreifen: das Fieber (Abb. 7). Zwischen dem 3. und 6. Tag stellt sich ein signifikanter Unterschied ein.

Die Patienten, die IgG bekommen, haben im Durchschnitt weniger Fieber. Der Fieberverlauf ist nur ein Bild von vielen. Ähnliches könnte man für Thrombozytenstürze und Leukozytenzahlen und vieles andere aufstellen. Um nun die Quintessenz einer solchen klinischen Studie herauszuarbeiten, genügt nicht der zahlenmäßige Vergleich von Einzelparametern. Es müssen auf alle Fälle die operativen Risikofaktoren mit berücksichtigt werden, denn es gibt unterschiedlich riskante Eingriffe. Wenn der Dickdarm eröffnet wird – man weiß ja vorher nie, ob das passiert oder nicht – ist das natürlich ein größeres Risiko für den Patienten.

Man muß also erstens die Risikogruppen bezüglich der Infektionsgefahr definieren und zweitens Parameter suchen, wie man möglichst allgemeinverständlich und dem echten Zustand des Patienten entsprechend den Verlauf beurteilt.

Tabelle 1. Operationstyp

Operation	A	B	C	Gesamt
Clean: Aortenprothese portokavale Anastomosen Thoraxwandresektion	8	5	7	20
Clean-contaminated: Magenresektion Roux'Anastomose Lobektomie	25	24	21	70
Contaminated: Rektumextirpation Dickdarmresektion i. o. positivem Bakteriennachweis	13	15	18	46
Dirty: Abszeß im Operationsgebiet Frühinsuffizienz	4	6	4	14
Gesamt	50	50	50	150

Es nützt nichts, Blutkulturen zu vergleichen, wenn einer mit negativer Blutkultur stirbt und ein anderer mit positiver überlebt.
Nach Cruse [1], der die umfassendsten Untersuchungen über postoperative Wundinfektionen vorgelegt hat, teilen wir die großen Operationen in vier Gruppen ein (Tabelle 1):

Clean operations. Operationen, bei denen kein Hohlorgan eröffnet wird, keine Bakterien im Operationsgebiet nachweisbar sind und auch keine Hämatome oder Gewebsnekrosen entstehen. In unserem Krankengut sind dies hauptsächlich Aortenprothesen, portokavale Anastomosen und Thoraxwandresektionen.

Clean contaminated operations. Hierzu gehören alle Operationen, bei denen ein Hohlorgan, ausgenommen Kolon und Rektum eröffnet wird, bei denen aber ebenfalls keine Bakterien im Wundgebiet nachweisbar sind; dazu gehören Magenresektionen und Lobektomien. Dies ist unsere größte Gruppe.

Contaminated operations. Operationen an Kolon und Rektum, aber auch nicht eitrige Infektionen anderer Hohlorgane mit positivem Bakteriennachweis, z. B. Gallenwegschirurgie bei bakterieller Cholezystitis.

Dirty operations. Operationen in primär eitrig infiziertem Gebiet, die bei uns von vorne herein nicht dabei waren, da wir Noteingriffe bei Peritonitis in unserer prospektiven Studie nicht berücksichtigen konnten.

Bei der Beurteilung des klinischen Verlaufes haben wir die Kriterien des Center for Disease Control in den USA [7] angewandt und nach lokalen und allgemeinen Infektionen klassifiziert.
Zu den lokalen Infektionen gehören Wundinfekte, intraabdominelle oder intrathorakale Infektionen im Operationsgebiet, aber auch Pneumonien, Harnwegsinfektionen und Venenkatheterinfektionen wurden als lokal eingeordnet.
Bei dem Zeichen der allgemeinen Infektion wurde nach dem Schweregrad unterschieden. Zunächst nach Fieber und Leukozyten: Unter 39° C und Leukozyten unter 15 000, Temperatur mindestens einmal täglich über 39° C und Leukozyten über 15 000. Hinzu kommt noch die Unterscheidung nach der Dauer der Infektionen. In Tabelle 2 ist die Einteilung in verschiedene Klassen dargestellt. Die Sepsis mit Organversagen ist hier als Klasse sieben eingeführt, und der Tod infolge einer Sepsis ist natürlich das extreme Ereignis. Vereinfacht gesagt: Klasse 1–4 stellen leichtere Verläufe, Klasse 5–8 schwere Verläufe dar.
In Abbildung 8 sind die Ergebnisse dargestellt, und zwar die Prozentzahl der Patienten, die schwere Verläufe zeigten, aufgeteilt auf die drei Therapiegruppen A, B, C. Schwere Verläufe sind Infektionen der Klassen 5–8. Bei den

Tabelle 2. Bewertung der lokalen und allgemeinen Infektionen

Lokal	Allgemein	Dauer (Tage) ≙	Klasse
Keine Infektion	Keine Infektion	–	0
1) Lokale Infektion +	Temperatur 38–39° C, Leuko 12–15000	– 7	1
2) Lokale Infektion +	Temperatur > 39° C, Leuko > 15000	– 7	2
wie 1)	wie 1)	– 14	3
wie 2)	wie 2)	– 14	4
wie 1)	wie 1)	> 14	5
wie 2)	wie 2)	> 14	6
	Sepsis mit Organversagen		7
	Tod an Sepsisfolgen		8

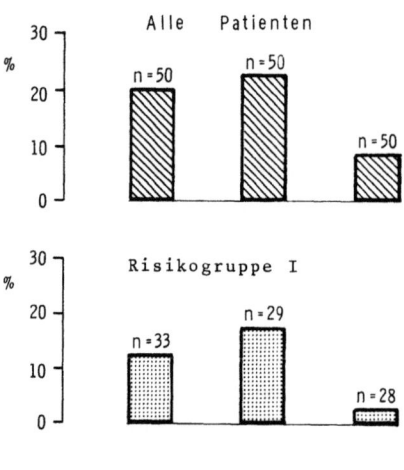

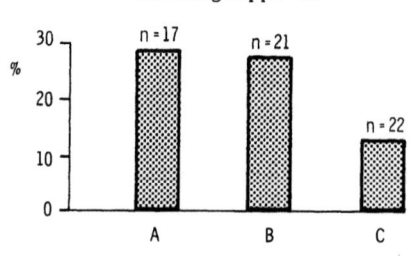

Abb. 8. Prozentualer Anteil der Patienten mit langdauernden lokalen und allgemeinen Infektionszeichen in den Therapiegruppen A, B und C. *Oben:* gesamte Therapiegruppen; *Mitte:* Risikogruppe I, clean operations and clean contaminated operations; *unten:* Risikogruppe II, contaminated operations and dirty operations

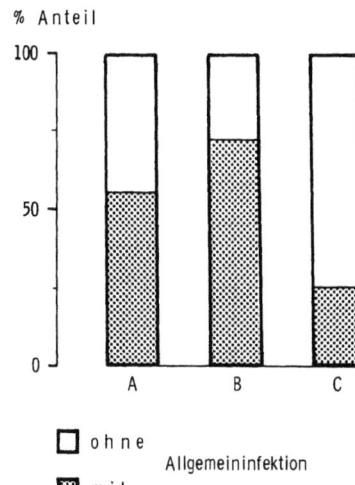

Abb. 9. Prozentualer Anteil der Patienten mit langdauernder Temperatur- und Leukozytenerhöhung bei lokaler Infektion über 14 Tage in den Therapiegruppen A, B und C

Therapiegruppen A und B sind das 20 bzw. 26%, in Gruppe C lediglich 10%. Das ist eine signifikante Senkung der Infektionsrate. Wenn man die Gruppen jetzt noch nach Operationstypen aufteilt, findet sich ebenfalls der gleiche Trend: Signifikant bessere Verläufe bei der Hochdosistherapie, kein Unterschied bei Therapie mit 2,5 g Intraglobin.

Wenn man nun lokale und allgemeine Infektionszeichen getrennt analysiert, so stellt sich heraus, daß die Patienten aus der Hochdosistherapiegruppe die gleiche Anzahl lokaler Infekte aufweisen, jedoch bei den allgemeinen Infekten und im endgültigen Verlauf bessere Ergebnisse zeigen.

In Abb. 9 sind noch einmal alle Patienten zusammengefaßt, die lokale Infekte hatten, die länger als 14 Tage dauerten. Es ist auch der Anteil der Patienten mit Allgemeininfektionen angegeben. Auch hier sieht man, daß in Gruppe C dieser Anteil am niedrigsten ist, obwohl insgesamt die Häufigkeit von Wundheilungsstörungen bei Gruppe C nicht geringer war.

Daraus folgt nun, daß

1. durch postoperative Gabe von 2 × 10 g Immunglobulin intravenös der Abfall von IgG innerhalb von 48 h ausgeglichen werden kann,
2. Patienten mit länger gestörtem Heilverlauf in der postoperativen Phase einen signifikant stärkeren Abfall von IgG und IgM haben,
3. durch diese Therapie die Zahl der schweren Infektionen bei Eingriffen mit hohem Infektionsrisiko signifikant reduziert wird.

Literatur

1. Cruse P (1977) Infection surveillance: Identifying the problems and the high risk patient. South Med J 70:4
2. Daschner F (1977) Grundlagen der Krankenhaushygiene und das Hospitalismusproblem. Vortrag Symposium Krankenhaushygiene, München Dez 1977
3. Duswald K-H, Ring J, Schildberg FW, Brendel W (1976) Verhalten von IgG, IgA und IgM bei aseptischen und septischen postoperativen Verläufen. Langenbecks Arch Chir [Suppl] Chir Forum 1976:68
4. Gierhake FW, Plock-Kömnick D, Torrau E, Heide K, Schaper G (1973) Postoperative Verminderung der Immunglobuline und des Komplements und ihre mögliche Bedeutung für infektiöse Komplikationen. Langenbecks Arch Chir [Suppl] Chir Forum 1973:385
5. Gierhake FW, Johannsen R, Stöcker R, Rickmeyer L, Ebert KP, Meyer-Hoepfel W, Meyer-Hoepfel I (1975) Immunosuppressive Wirkungen bei Operationen und Möglichkeiten ihrer Begrenzung. Immun Infekt 3:116
6. Northey D, Adess L, Hartsuck JM, Rhoades ER (1974) Microbial surveillance in a surgical intensive care unit. Surg Gynecol Obstet 139:321
7. US Dept of Health Education and Welfare (1972) Outline for surveillance and control of nosocomial infections. Center for Disease Control, Atlanta

Sachverzeichnis

Alterspemphigoid 67
Antigen 7
–, Antigenkomplexe 7
–, IgG-Komplexe 7
–, IgM-Komplexe 7
Antikörper 1
–, Erstabsorption 25
–, Klassen 1
–, Funktionen 6
–, Mangelsyndrom 73

Bakterienspezies 28
Bakterizidie, Blutbakterizidie 30, 37
–, –, Gußplattenmethode 30, 37
–, –, Prüfung 31
–, Phagozytoserate 40
–, Phagozytosetests 39
–, Serumbakterizidie 17, 30
–, –, Prüfung 31
–, Steigerung 28, 29
– in vitro mit Serumkonserven 32, 33
– in vitro ohne Serumkonserven 32, 33
Blutzellseparator 79

Chemotherapie, aggressive 116
–, Agranulozytose 116
– bei Bronchialkarzinom 118
–, B-Zell-Funktionsstörung 116
– bei Hodentumoren 117

–, Immunglobulinsubstitution 116, 123, 124
–, Immunosuppression 116
–, Infektionsprophylaxe 116
–, Myelodepression 119
–, Septikämie 116
–, Serumimmunglobulinspiegel 117
–, Zytostatika 116

Fc-Rezeptor 7
Filtrationsleukapherese 79
–, Erfolgsbeurteilung 81

Granulozyten, Phagozytoseleistung 52
Granulozytentransfusion, Empfänger 83
–, –, Voruntersuchungen 83
–, Indikation 82
–, Nebenwirkungen 83
–, Spender 83
–, –, Auswahl 83

HLA-System 3

Idiotyp 9
– und Antiidiotyp 9, 10
–, idiotypische Steuerung 9
Immunantwort 7

–, Modulation 7, 8
– und Proliferationssignal 7, 8
Immunelimination 87
Immunglobuline, Agglutinate 24
–, Bestimmung 23
–, Bindung 24
–, Charakterisierung 43
–, Dosierung 43
–, Einfluß auf Bakterienwachstum 22
–, Klassen 5, 88
–, –, Halbwertszeit 88
–, IgA 6
–, IgD 7
–, IgE 6
–, IgG 6
–, –, Serumspiegel und postoperative Infektionen 130
–, IgM 6
–, Konformationsänderung 22
–, Konzentration 24
–, Präparate 22, 23, 43
–, –, Abbau im Blut 91
–, –, Antikörpertiter 48
–, –, antikomplementäre Aktivität 43, 46
–, –, Anwendung bei multipler Sklerose 69
–, –, Ausscheidung im Urin 89
–, –, chemische Modifikation 88
–, –, Elimination 86
–, –, Ersatztherapie 55, 132, 134

Immunglobuline, Präparate, Halbwertszeit 87
–, – bei Herpes simplex Infektionen 59
–, –, Herstellung 43
–, –, Herstellungsmethoden 44
–, –, hochdosiert intravenös 59, 116, 134, 135
–, –, intra-extra-vaskuläre Verteilung 91
–, –, intrazelluläre Verteilung 94
–, –, Komplementbindungsreaktion 50
–, –, Mäuseschutzversuche 49
–, –, Mehrfachapplikation 64
–, –, –, Sensibilisierung 64
–, –, mittelhoch dosierte Applikation 66
–, –, Molekulargewichtsverteilung 46, 47
–, – bei multipler Sklerose 72
–, –, Nebenreaktionen 113
–, –, Organverteilung 86
–, –, Prüfung 45
–, –, Therapie bei Leukämie 111
–, – bei Tumorpatienten 59, 116
–, –, unterstützende Therapie 56, 126
–, – bei Zosterinfektionen 59
–, –, Zusammensetzung 46
–, Produktion 3
– und radiale Immundiffusion 23
Immunität, humoral 1
–, kontra- 5
–, zellulär 2
immunkompetente Zellen 1
– –, Bursa fabricii Äquivalent 1
– –, B-Zellen 1
– –, Kooperation von B- und T-Zellen 2
– –, Plasma-Zellen 1
– –, thymusabhängig 1
– –, T-Zellen 1
– –, –, Subpopulationen 2, 7
– –, –, T-Effektor-Zellen 2
– –, –, T-Helfer-Faktor 3
– –, –, T-Helfer- und Suppressor-System 4
– –, –, T-Helfer-Zellen 2, 7
– –, –, T-Suppressor-Zellen 3, 7
– –, –, zytotoxische 3
Immunreaktion 4

Knochenmarkdepression 76
Komplement, klassischer Aktivierungsweg 12
–, Nebenschlußweg 14
Konzept des „modified self" 3

Leukämie, Immunglobulintherapie bei 111
–, –, Varizellenprophylaxe 114
–, immunsuppressive Polychemotherapie 110
–, – – und Masernprophylaxe 114
–, Tetanusantikörper 110
–, zytostatische Therapie 110
Lymphfluß, Bestimmung 91
–, transcapillary escape rate 92

malignes Melanom 67
Mastzellen 7
multiple Sklerose 69
– –, Ätiopathogenese 69
– –, Autoimmunprozesse 71
– –, Disposition 70
– –, Entmarkungsherde 69
– –, Geschlechtsverteilung 69
– –, Histokompatibilitätsantigene 70, 73
– –, immunosuppressive Therapie 71
– –, Prädilektionsalter 69
– –, Prädilektionsstellen 69
– –, slow virus Erkrankung 70
– –, Stoffwechselvorgänge 71
– –, Therapieansatz 72
– –, Umwelteinflüsse 70

network regulation 9

Opsonierung 52

postoperative Infektionen 126, 132, 134
– – und Immunglobulinersatz 132
– – –, Hochdosistherapie 134, 135
– – –, Senkung der Infektionsrate 134, 135
– –, Immunglobulintherapie 126
– –, –, IgG-Serumspiegel 127, 129, 130

Serumkonserven 30
Serumproteine, extravasale transit Zeit 92
–, transcapillary escape rate 92

Toleranz 3
–, Verlust 5

zellvermittelte Tötung 18
Zellwand, Aufbau 28
–, Fluoreszenz 25
–, Permeabilitätsänderung 25
–, Reste 25
–, Schädigung 24
–, Schwellung 25
–, Synthese 25
Zentralnervensystem, infektiös entzündliche Erkrankungen 100, 104
–, – – –, Antikörpermangel 100
–, – – –, Behandlungserfolge 104
–, – – –, Corticosteroide 101
–, – – –, Defektheilung 100
–, – – –, Fieberdauer 107
–, – – –, Hirnabszesse 102, 104
–, – – –, Letalität 100
–, – – –, lumbale Lymphdrainage 101
–, – – –, Mykosen 104
–, – – –, Permeabilität der Blut-Liquor-Schranke 100
–, – – –, Polyradikulitis 104
–, – – –, Proteingehalt in Serum und Liquor 100
–, – – –, rhinogene und otogene Ursachen 102
–, – – –, Sinusvenenthrombosen 102
–, – – –, Therapie mit Immunglobulinen 100
–, – – –, Therapie mit Immunglobulinen, intrathekal 104
–, – – –, tuberkulöser Art 102
–, subakut sklerosierende Panencephalitis 100
–, Virusinfektion 100, 104
–, Zosterencephalitis 100
–, –, disseminierte Verlaufsform 100
–, –, virusspezifische Antikörper 100
Zoster, elektronenoptischer Virusnachweis 59, 62
–, Encephalitis 67
–, Immunglobulintherapie 59
–, –, Indikationen 59
–, Inaktivierung in vitro 64
–, Infektionen 66
–, Krankheitsverlauf 60
– bei Lymphogranulomatose 60
–, Neuralgie 66, 67
–, Prophylaxe 59
– bei Tumorpatienten 59
–, zytopathogener Effekt 59

Experimentelle und klinische Immunologie

Von O. G. Bier, D. Götze, I. Mota, W. Dias da Silva
Übersetzt aus dem Englischen von A. M. Götze, D. Götze
Für die deutsche Ausgabe redigiert von D. Götze

1979. 146 zum Teil farbige Abbildungen, 76 Tabellen.
VI, 368 Seiten
DM 58,- ISBN 3-540-09196-3

Inhaltsübersicht: Grundlagen der Immunbiologie: Histologie und Histogenese des lymphatischen Gewebes. Immunologische Aktivität der Lymphozyten. Antikörper-Bildung. Immuntoleranz. – Grundlagen der Immunchemie: Antigene, Antikörper, Komplement. Antigen-Antikörper-Wechselwirkung. – Grundlagen der Immunpathologie: Antikörper-vermittelte Überempfindlichkeit. Zell-vermittelte Überempfindlichkeit. Transplantationsimmunologie. Autoimmun-Erkrankungen. Immunmangelerkrankungen. – Biomedizinische Anwendung der Immunologie: Immunhämatologie. Immundiagnostik. Immunprophylaxe und Immuntherapie. Immunsuppression. – Ausgewählte Literaturhinweise. – Alphabetischer Index und Sachregister.

Das Fachgebiet Immunologie erfuhr in den vergangenen 20 Jahren eine wesentliche Ausdehnung und Bedeutung. Es ist sowohl für Genetiker, Molekular- und Zellbiologen als auch für praktizierende Ärzte in vielen medizinischen Sparten wegen der grundlegenden Prinzipien, die es hervorgebracht hat und wegen der angewandten Methodologie, die es bietet, von großer Bedeutung.
Dieses Lehrbuch behandelt ausführlich, fachgerecht und kritisch, dabei gleichzeitig knapp und präzise das heute außerordentlich umfangreiche Gebiet der Immunologie.
In deutscher Sprache findet sich kein vergleichbares Buch. Sowohl die humoralen wie auch zellulären Immunmechanismen werden in ihrer Physiologie und Pathologie nach dem Wissensstand von 1976 besprochen: Histologie, Zytologie und Differenzierung des Immunsystems, physiologische Regulationsmechanismen der Antikörper- und Immunozyten-Bildung, die Immunglobulinstruktur und die genetischen Vorgänge, die die Entstehung der Mannigfaltigkeit der immunologischen Spezifität betreffen. Außerdem werden dann die Krankheitsprozesse, bei denen das Immunsystem beteiligt ist, und deren Prophylaxe und Therapie besprochen.
Dieses Buch ist sowohl als Lehrbuch wie als Nachschlagewerk Studenten und Assistenten, die auf dem Gebiet der Biomedizin arbeiten, zu empfehlen.

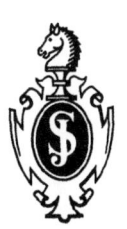

Springer-Verlag
Berlin
Heidelberg
New York

Anwendung immunologischer Methoden
Merck-Symposium der Deutschen Gesellschaft für Klinische Chemie Mainz, 16.–18. Januar 1975.
Herausgeber: H. Lang, W. Rick, L. Róka
1975. 72 Abbildungen, 57 Tabellen.
XV, 280 Seiten
(Zusammenarbeit von Klinik und klinischer Chemie)
DM 44,– ISBN 3-540-07481-3

T. E. W. Feltkamp
Autoimmunkrankheiten
Mit einem Geleitwort von J. J. van Loghem
Übersetzt aus dem Niederländischen von K. Vardy-Vogel
1975. 54 zum Teil farbige Abbildungen, 132 Seiten
DM 39,– ISBN 3-540-79756-4

Hairy Cell Leukaemia
By J. C. Cawley, G. F. Bruns, F. G. J. Hayhoe

1980. 64 figures, 4 tables. IX, 123 pages
(Recent Results in Cancer Research, Volume 72)
Cloth DM 56,– ISBN 3-540-09920-4

Immune Deficiency
Editors: M. D. Cooper, A. R. Lawton, P. A. Miescher, R. J. Mueller-Eberhard
1979. 10 figures, 22 tables. IV, 184 pages
DM 39,50 ISBN 3-540-09490-3

Immunobiology of Bone Marrow Transplantation
International Seminar of the Institut für Hämotologie, GSF, March 8–10, 1979, Neuherberg/München
Editors: S. Thierfelder, H. Rodt, E. Thiel
1980. 123 figures, 123 tables. XV, 430 pages
DM 98,–
Reduced price for the subcribers of the journal "Blut"
DM 78,40 ISBN 3-540-09405-9

Immunodiagnosis and Immunotherapy of Malignant Tumors
Relevance to Surgery
Editors: H.-D. Flad, C. Herfarth, M. Betzler
1979. 101 figures, 109 tables. X, 329 pages
DM 68,– ISBN 3-540-09161-0

Immunological Diagnosis of Leukemias and Lymphomas
International Symposium of the Institut für Hämatologie, GSF October 28–30, 1976 – Neuherberg/München
Editors: S. Thierfelder, H. Rodt, E. Thiel
1977. 98 figures, 2 in color, 101 tables. X, 387 pages
DM 78,–
Reduced price for subscribers to the journal "Blut"
DM 62,40 ISBN 3-540-08216-6

Therapie mit Blutkomponenten
Herausgeber: F. W. Ahnefeld, H. Bergmann, C. Burri, W. Dick, H. Halmágyi, G. Hossli, E. Rügheimer
Unter Mitarbeit zahlreicher Fachwissenschaftler
1980. 53 Abbildungen, 65 Tabellen.
XIII, 227 Seiten
DM 58,– ISBN 3-540-10180-2

Springer-Verlag
Berlin
Heidelberg
New York

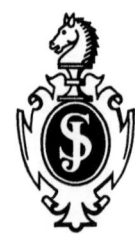

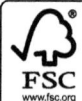

MIX
Papier aus verantwortungsvollen Quellen
Paper from responsible sources
FSC® C105338

If you have any concerns about our products,
you can contact us on
ProductSafety@springernature.com

In case Publisher is established outside the EU,
the EU authorized representative is:
**Springer Nature Customer Service Center GmbH
Europaplatz 3, 69115 Heidelberg, Germany**

Printed by Libri Plureos GmbH
in Hamburg, Germany